JN239782

古山亨
（首の治療院もあい）
岡野夏樹
（整体院 望夢～のぞむ～）
和久貴幸
（幸福堂わく整骨院）
佐竹琴音
（ハッピー・治療室）
山室嵩眞
（美容整体サロンLaksmi／ひだまり鍼灸接骨院）
鈴木孝廣
（革命健康サロンSEREN）

厳選！

プレミアム治療院ガイド

どこに行っても治らなかったあなたへ

SUN RISE

はじめに

現代社会において、体の痛みや疲労、慢性的な不調に悩む人は増え続けています。スマートフォンの普及や長時間のデスクワーク、日々のストレスなど、私たちの生活環境は常に体に負担をかけており、多くの人がリラックスと治癒を求め、整体院や鍼灸院、整骨院などの治療院に足を運んでいます。ところが、治療院の数が増えるにつれて、どこを選べばよいのか、どの治療院が自分に合っているのかを見極めるのが難しいという現状もあるのではないでしょうか。

そのようなニーズに応えるため、本書では数々の実績に裏づけされた確かな技術と信頼を誇り、まさに〝プレミアム〟と呼ぶにふさわしい治療院を全国から6店舗厳選しました。整体や鍼灸、カイロプラクティックなど、治療法こそそれぞれ異なりますが、共通しているのは患者の心と体に寄り添い、健康を取り戻すためにサポートし続ける姿勢です。

体のケアは単なる痛みの緩和だけでなく、自己メンテナンスの一環としてますます重視される傾向にあります。一方では、長い間、痛みに悩まされてきた方のなかには数々の治療院を渡り歩いた結果、「どこに行っても治らない」と、なかばあきらめかけている方も少なくありません。

本書に掲載した治療院は、難治性の痛みと真摯に向き合い、日々の施術に取り組むプロフェッショナルばかりです。その施術内容や特徴だけでなく、痛みの原因や治癒に至るメカニズム、「健康」に対する信念、患者とのコミュニケーション、さらに治療家自身の経歴なども紹介していますので、ぜひ治療院選びの参考にしてください。

本書を手に取っていただいたみなさまが理想の治療院、理想の治療家と出会い、心強い伴走を受けて真に健康な体を取り戻すことができるように、そしてまた、つらい痛みや悩みから解放され、今以上に充実した人生を送ることができるように、心より願っています。

サンライズパブリッシング特別取材班

CONTENTS

和久《わく》 貴幸《たかゆき》 代表

福島県郡山市 **幸福堂わく整骨院**

「ホットペッパービューティー」でユーザー評価No．1を獲得！
書籍・雑誌掲載など話題沸騰の治療院

佐竹《さたけ》 琴音《ことね》 院長

福井県福井市 **ハッピー・治療室**

鍼を打つことで自動修復機能が起動！
一人ひとりの症状や悩みに寄り添うテーラーメイドの鍼灸治療

山《やま》室《むろ》 壽《しゅう》眞《ま》 院長

長野県茅野市 **美容整体サロンLaksmi《ラクシュミー》／ひだまり鍼灸接骨院**

鈴木《すずき》 孝廣《たかひろ》 院長
東京都渋谷区 革命健康サロンSEREN

全身に量子エナジーを浴びてすべての細胞の周波数を整える！
あなたの体に革命を起こす超最先端サロン

古《ふる》山《やま》 亨《とおる》 院長

東京都小金井市

首の治療院もあい

体中の神経が首を通る

事実に着目し、

首を整えて脳から体を活性化させる

“神経の整体師”

なぜ骨盤ではなく首なのか？【5つの重要な首の役割】

ＪＲ中央線東小金井駅から歩いてすぐの『首の治療院もあい』は、院名にある通り首の治療が専門です。骨をボキボキ鳴らさず、安全で的確な矯正を心がけています。そのため、０歳児の赤ちゃんから90代の高齢者まで安全に施術を受けることができます。

頸椎の構造

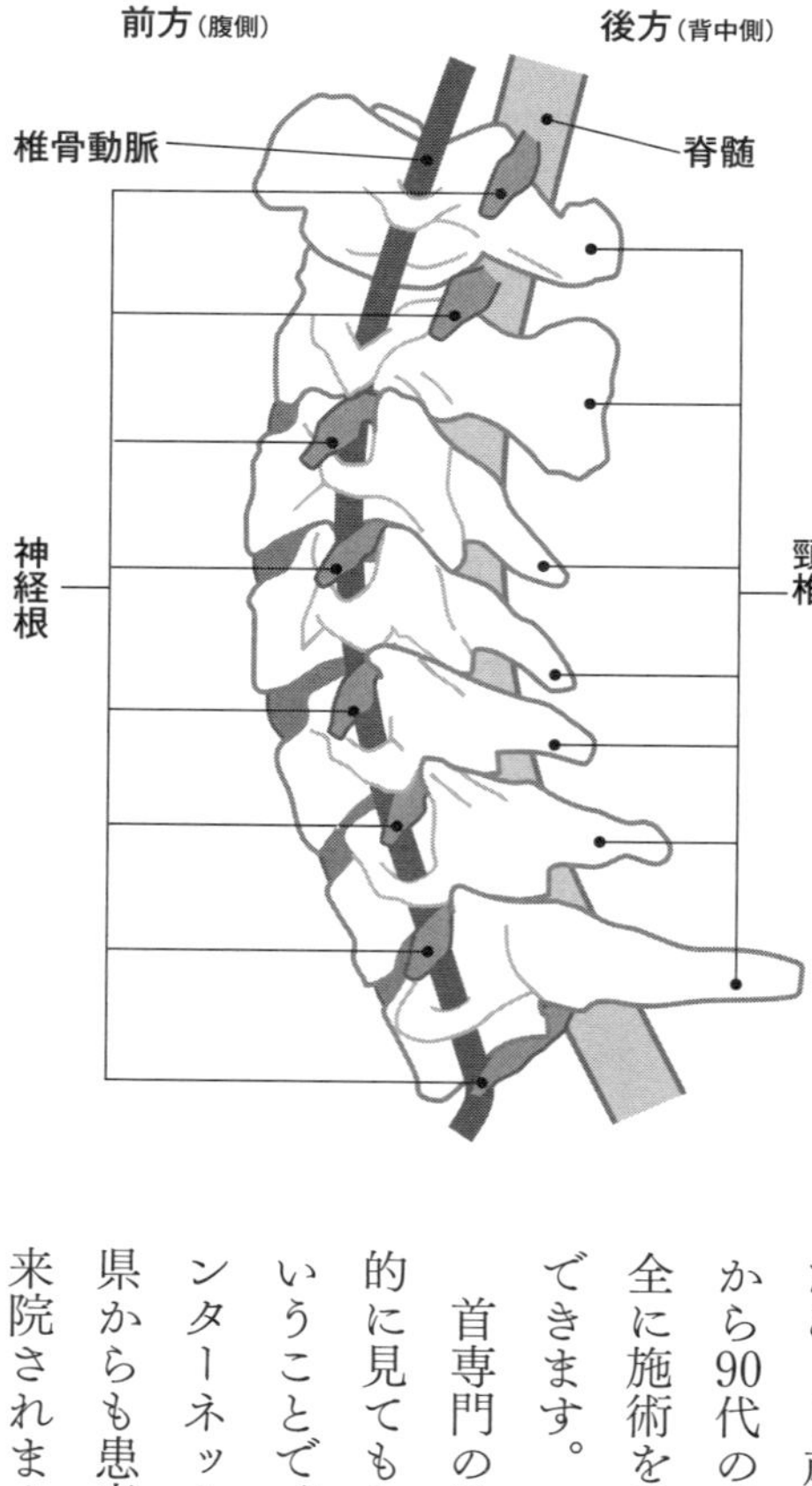

首専門の治療院は全国的に見てもあまりないということで、ご紹介やインターネットを通じて他県からも患者さんが多く来院されます。それだけ

古山 亨 院長
首の治療院もあい
（東京都小金井市）

首の悩みや問題を抱えている方がたくさんいらっしゃることを実感する日々です。

さて、**いきなり核心をお話ししますが、当院では腰が痛くても膝が痛くても、首を矯正します。**

その理由は、首の持つ大切な役割と密接に関係しているため、「首の持つ5つの重要な役割」を説明していくことにします。みなさんにも首の重要性に気づいていただきたいので、しっかりと理解してください。

首の役割① 脳への栄養供給

首には動脈を介して、脳に新鮮な血液を送る役割があります。そしてまた、老廃物などを持ち帰る静脈を経由して、**常に脳が働きやすい状態が保てるように栄養と老廃物の連絡通路としての重要な役割を果たしています。**とくに椎骨動脈は右ページの図のように、頸椎（7つある首の骨）にある小さい穴の中を通るので、頸椎にズレが生じると血管の通路に影響が生じる恐れがあります。

首の役割②　神経の伝達

栄養の供給を受けた脳は、体中の神経から情報を受けて、適切な指令を再び体中に伝える役割をします。脳が受けた情報を、今度は脳からの指令として神経の回路を通じて情報が送られます。

たとえば「足首が痛い！」というときも、足首の感覚センサーが脳に情報を届けることで、脳が「足首が痛い！」と認識するのです。そのとき、**体全体にある感覚センサーと脳を結ぶ神経の伝達は、必ず首を経由します。首には、神経の伝達通路としての重要な働きがあるのです。**

首の役割③　姿勢の制御

人間が二足歩行の生活を当たり前にしているのは、首の持つ「姿勢のコントロール機能」が優れているからにほかなりません。人間の頭は体重の約8パーセントの重さがあります（体重60キログラムの人の頭の重さは4・8キログラム）。これだけの重さを支えて二足歩行を可能にしているのは、首に数多くの感覚センサーが存在しているからです。

古山 亨 院長
首の治療院もあい
（東京都小金井市）

首の角度と負担

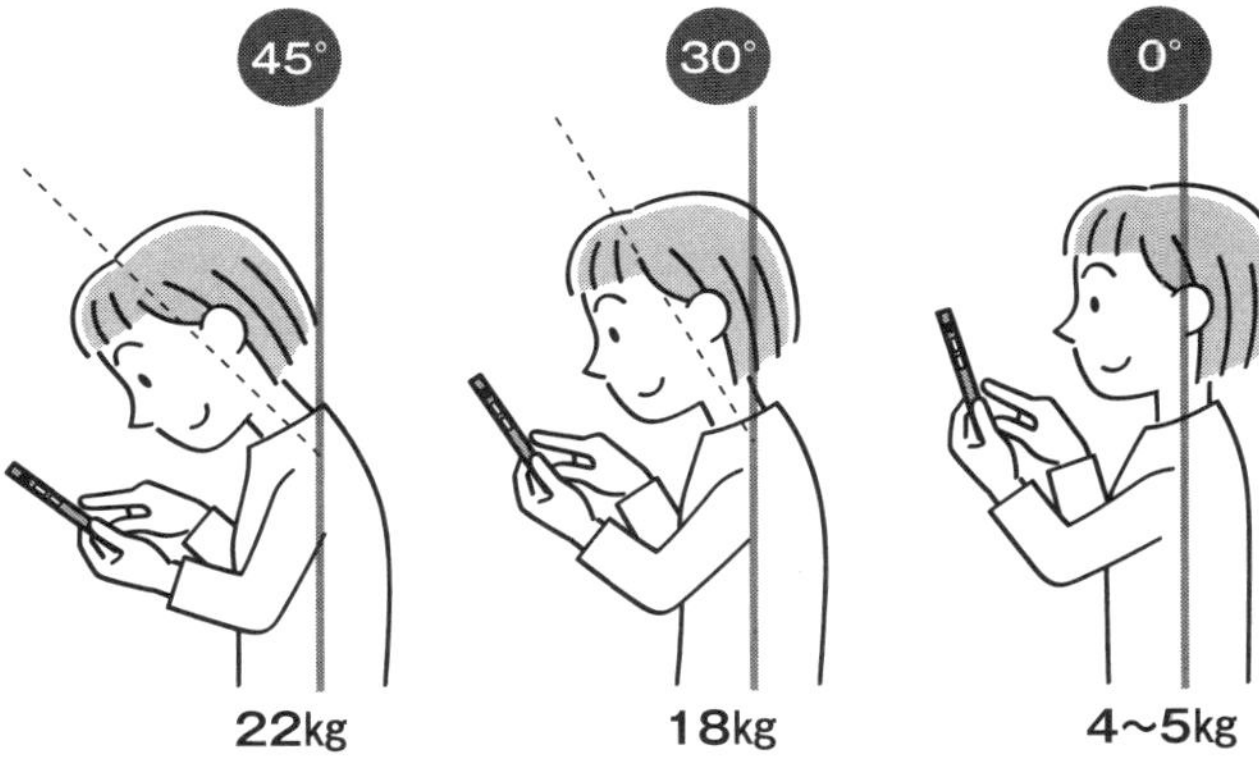

首の角度が大きくなると、首の骨にかかる負荷が増える。

たとえば、頭が右に傾いたときは、感覚センサーが瞬時に反応して反対側（左側）の筋肉を収縮させることで姿勢を制御してくれているのです。

首の役割④　頭を動かす

人間は頭を上下左右、自由に動かすことができます。人間は五感のなかでとくに視覚に依存していますので、目から情報を取るために首の可動域は背中や腰よりもたくさん動かせるようにできています。そのため、頸椎が変形したりズレを起こしたりすると、頭の可動域は狭くなっていき、不調の原因を作ってしまいます。

首の役割⑤　頭を支える

体重の8パーセントもある重い頭を支えるのも、首の重要な役割の一つです。そのため、15ページの図のように下を向けば向くほど頭を支える首の負担は大きくなっていきます。また、寝た状態から起き上がるときなどの初期動作も、腰や骨盤から頭を支えるのではなく、脳から一番近い首のまわりの筋肉を収縮させて頭を支えます。

「赤ちゃんは首から座る」。これは人が成長していく順番を表していて、とても大切な考え方になります。大人になってからも、大事な頭を支える働きは常に首が起点となって行われているのです。

首を治してもらった人がいないという事実【人体の設計ミスを見逃すな】

「5つの重要な首の役割」を知っていただくと、**首の問題は全身に影響を与える**ということを理解していただけると思います。それだけ重要な首の構造なのに、神様は1つ重大な設計ミスをしてしまったのです。**「頭を動かす」役割を果たすために、頭と首の関節**

構造は、じつは緩めに作られています。とくに上部頸椎と呼ばれる第1頸椎と第2頸椎の間には椎間板も存在しないため、人間は頭を90度近くまで回旋させる（振り返る）ことができるのです。

では、今度は「頭を支える」という役割から首の構造を考えてみましょう。重い頭を支えるのに、関節が緩くできているのは危ういと思いませんか？

そうです。このことが、天が私たち人類に与えた設計ミスと言えましょう。そのため**首の骨（頸椎）は、背中の骨（胸椎）や腰の骨（腰椎）と比較すると圧倒的にズレ**

上部頸椎の関節構造

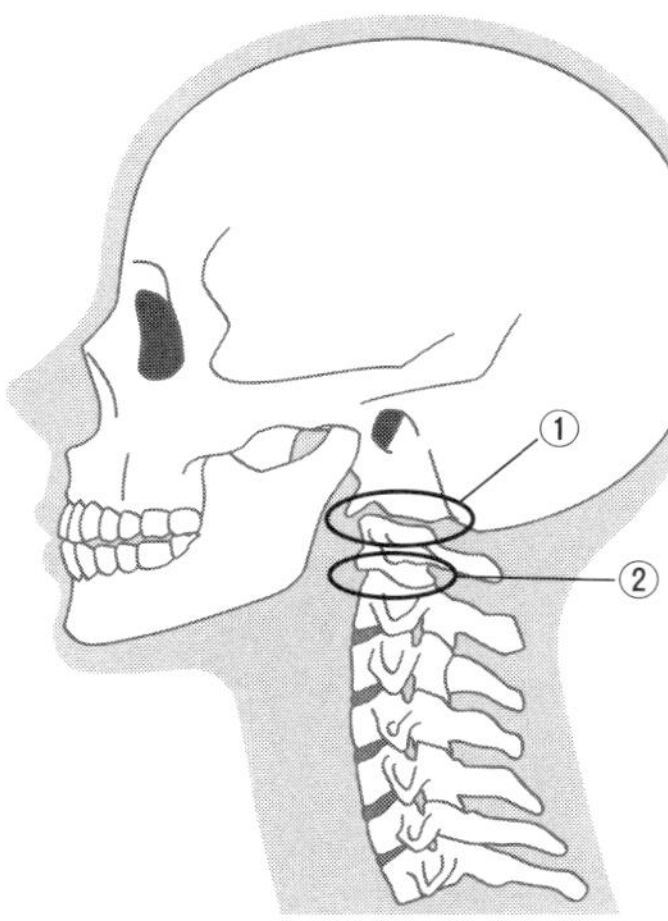

ココがポイント!

①関節が浅くできている（浅い）
②椎間板が存在しない（緩い）

頭を動かすためには都合のよい作りだが、支えるためには設計ミスとも言える構造。そのため、頭部と第一頸椎の間でズレが生じやすくなる。

を起こしやすく、とくに頭部と第1頸椎の間でズレが生じやすくなります。

そして、頭を支える第１頸椎の関節は左右に浅く、前後に深い楕円形のすり鉢のような構造になっているので、**頭と首の間のズレは、前後よりも左右にズレる確率が高いのです。このことはとても重要なので覚えておいてください**（※当院では、カイロプラクティックの技術で首の骨を調整しますが、カイロプラクティックでは「ズレ」ではなく「変位」という用語を使います。ただし、本書ではわかりやすさを優先して「ズレ」と表現しています）。

それだけズレやすい頭と首の関節の関係性があるにもかかわらず、**当院に来られる患者さんで、今までに頭と首の関節のズレを指摘されたり治したりしてもらったことがある人は、10人に1人ぐらいの確率**です。

なぜこのようなことが起きてしまうのか？　原因は大きく2つあります。

一つは、そこ（第1頸椎と呼ばれる首の一番上の骨）を治せる施術院がまだまだ少ないこと。もう一つは、その技術を教えてくれるスクールが国内にはほとんど存在しないことです。

古山 亨 院長

首の治療院もあい
（東京都小金井市）

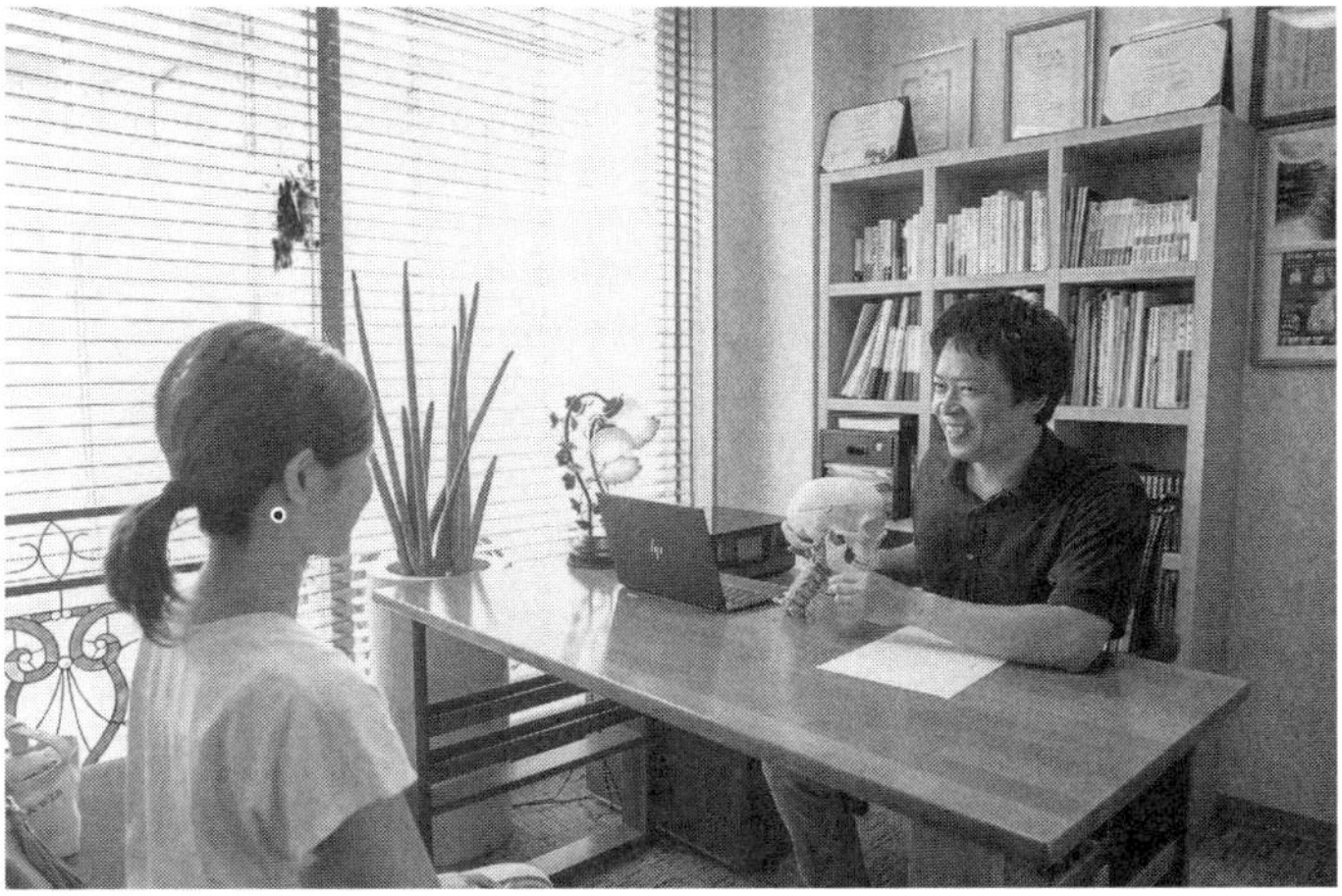

患者さんの症状を丁寧に聞き取りながら、治療院としての考え方をわかりやすく伝える古山亨院長。

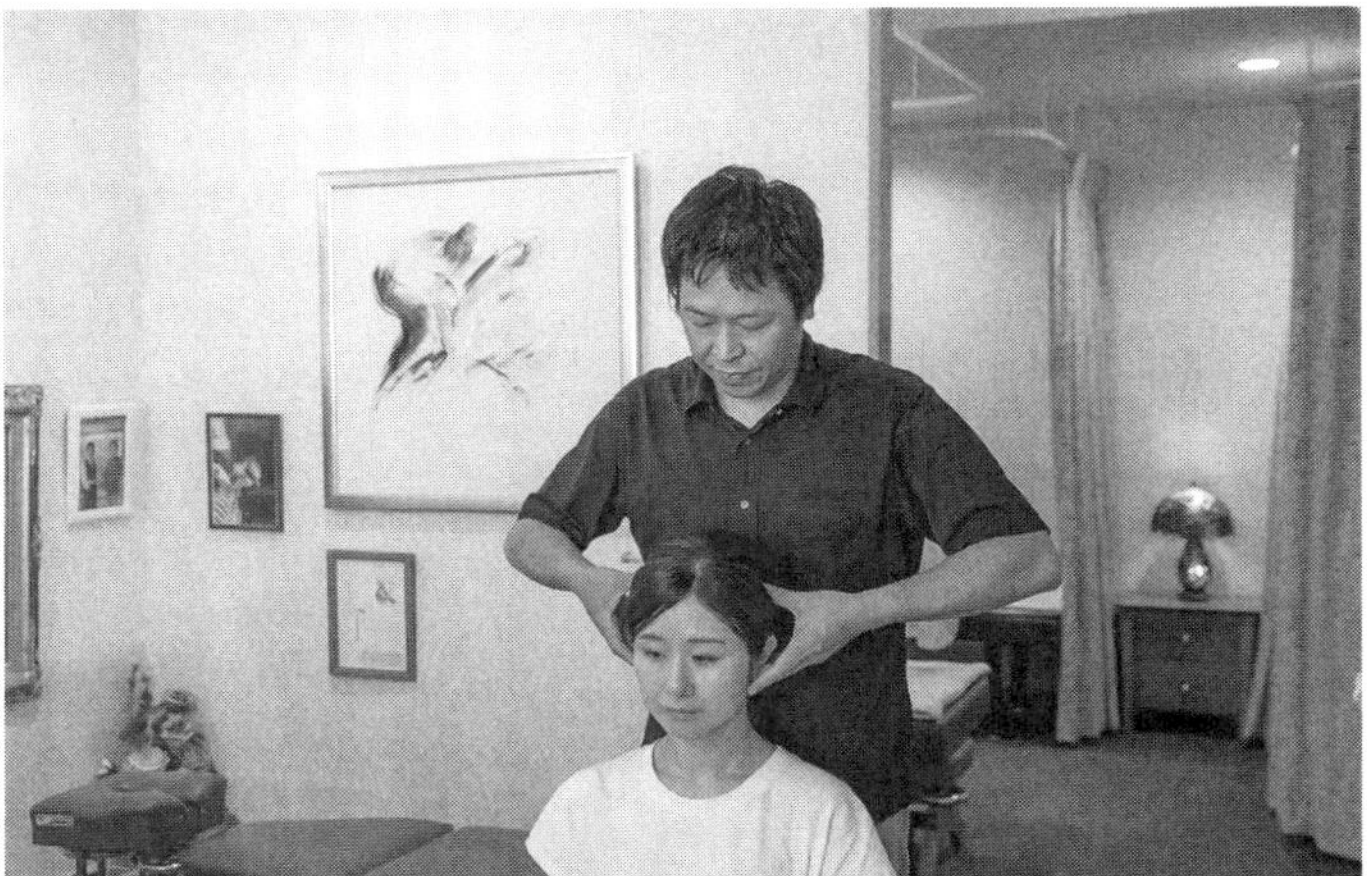

丁寧な触診を通して、頭と首の間にどのくらいズレが生じているのかを把握する。

当院に来られる患者さんからよく聞くお話としては、首がつらいと伝えたけれど骨盤を矯正されたという例だったり、「首は危ないから」と言われて軽くマッサージをされただけだったりと、治療院や整体院に行っても首の関節を施術してもらえなかったというエピソードが多く見受けられます。

このように、整骨院や整体院の業界のなかでも、首は扱うのに「難しい」とか「危険だ」というイメージが浸透してしまっているようにも思えます。

筋肉よりも大切なのは「神経」【正しく体を使うための優先順位】

「レントゲンもMRIも撮ったけれど、痛み（しびれ）の原因は見つからなかった」

当院の患者さんとの会話でも、こういったケースがよくあります。

患者さんも痛みの原因が知りたいわけですから、はじめは医療機関での画像診断に意識が向いてしまうのも仕方のないことです。そこで当院では、「画像検査で見落とされるのは、悪くなっている途中のプロセスです。椎間板も外に飛び出すヘルニアの状態にな

古山 亨 院長

首の治療院もあい
（東京都小金井市）

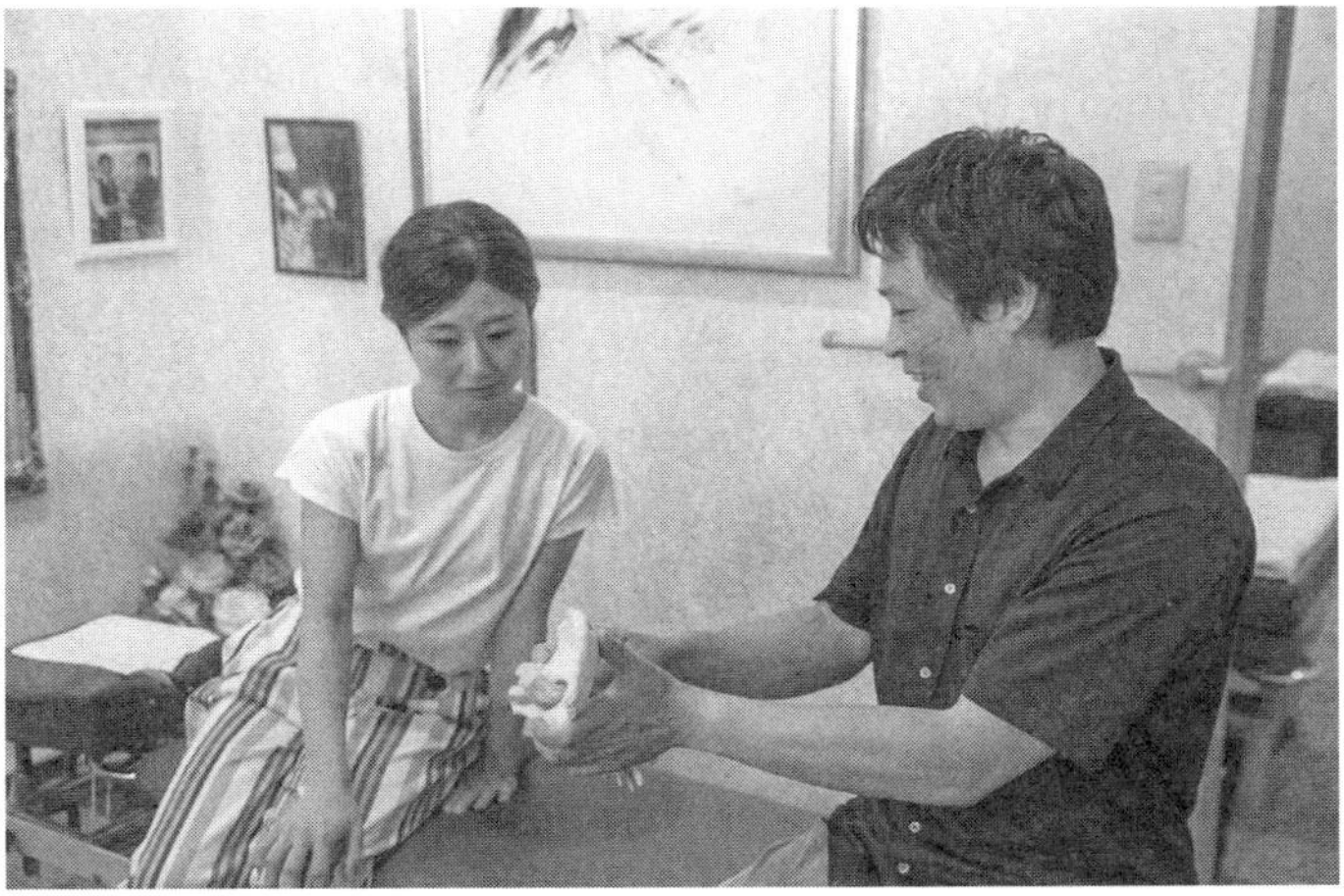

頸椎や神経、動脈などの構造とともに、現在の症状を患者さんに説明。なぜ痛みが出ているのか、どのようにすれば改善するのかを理解してもらうことが大切。

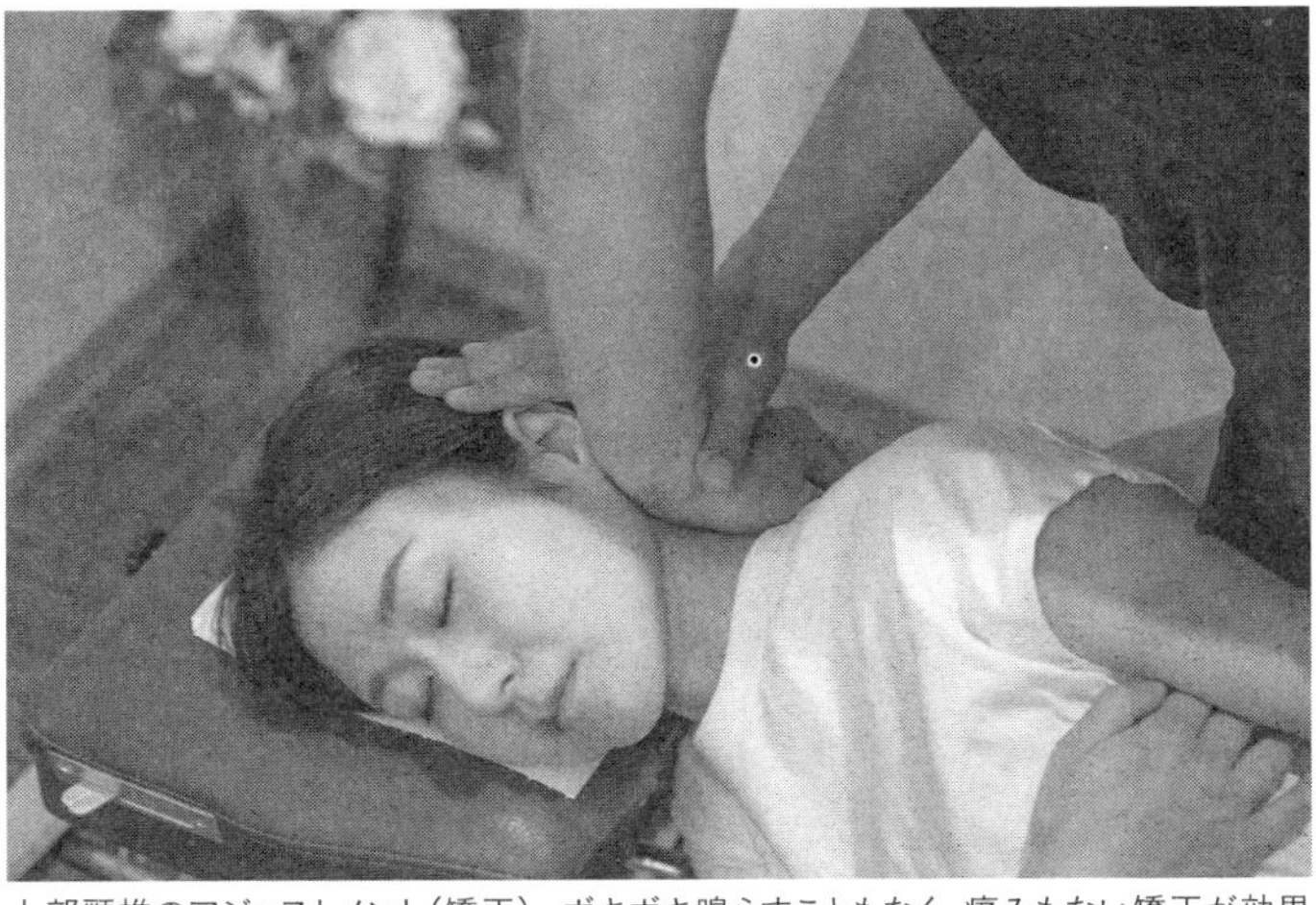

上部頸椎のアジャストメント（矯正）。ボキボキ鳴らすこともなく、痛みもない矯正が効果の持続につながっていく。

るまでは画像に写りませんので。**本当の原因は、負担の蓄積という（画像には写らない）プロセスにあるのかもしれませんよ**」と説明することで、「なるほど、そうですよね！」と多くの方に納得していただいています。

当院では、「神経＞関節＞筋肉」の順に扱う優先順位が異なります。

「一番大切なことは、神経が正常に働いている状態を作ることです」

患者さんにはそのようにお伝えします。

ただ、筋肉に痛みが出ている方は、はじめは理解ができないのでこのように説明しています。

「○○さんの右腰の痛みは、もう何度も再発を繰り返していますので、右の腰やお尻の筋肉を揉みほぐしても、あまり意味がないことをご自身でも認識していますよね。さきほど検査をしたとき、右脚よりも左脚の力のほうが入りにくかったことを覚えていますか？　何かの原因で、左脚の神経の伝達が悪くなっている可能性が高いです。その分を反対にある右腰の筋肉を使ってカバーしようとするので、右腰の痛みを繰り返してしま

古山 亨 院長
首の治療院もあい
（東京都小金井市）

うのです。原因は、姿勢や体の使い方の習慣にあることがほとんどですから、そこに目を向けて取り組んでいきましょう」

「神経の伝達？　左脚の筋力が落ちたことが原因でしょ？」

そのように考えた方は、なかなかの分析力の持ち主です。ただ、脚（下半身）の筋肉は、体全体の60パーセント以上を占めます。それが人間の二足歩行を可能にしています。たとえば一日1万歩を歩く人の場合、右脚7000歩で左脚3000歩という人はいないので、両脚の筋力は、ほぼバランスが取れていないといけないのです。ですから、**脚の踏ん張りや力の入りやすさに左右差が見られるケースは、片側の神経に伝達妨害が起きてしまった可能性を考えてみてほしい**と思います。

神経の伝達とは電気信号のようなものなので、よく電気コードの配線にたとえて話をします。

「結び目がいくつもあるようなドライヤーは、故障が早い気がしませんか？」だったり、

「自律神経だって決まった通路に配線されていますから、ちゃんとそこを整えてあげれば回復していくんですよ」といった具合に、あまり馴染みのない神経の話をわかりやすい言葉に変換することで、患者さんにもしっかりとイメージしていただけます。

ストレートネックは治る？【病理（レントゲン）より物理（重力）を優先】

「ストレートネックは治りますか？」という問い合わせは、当院にも多く寄せられるのですが、スマホ依存に象徴される「便利さの代償」を払わされる方がとても増えてきたと感じます。

当院では、「変形を伴わないストレートネックには、十分に改善の余地があります」とお答えしています。同時に、「ストレートネックは生活習慣病ですよ。重い頭を背骨の中心で支えることができている人（いわゆる良い姿勢の人）は、ストレートネックにはなりません。（15ページの図のように）重心から頭の位置が前方や下方に外れていくことで、ボウリングのボールほどもある頭の重さの負担が何倍にも増長されて起こる重力の

古山 亨 院長
首の治療院もあい
（東京都小金井市）

ストレートネックは「姿勢習慣」による生活習慣病

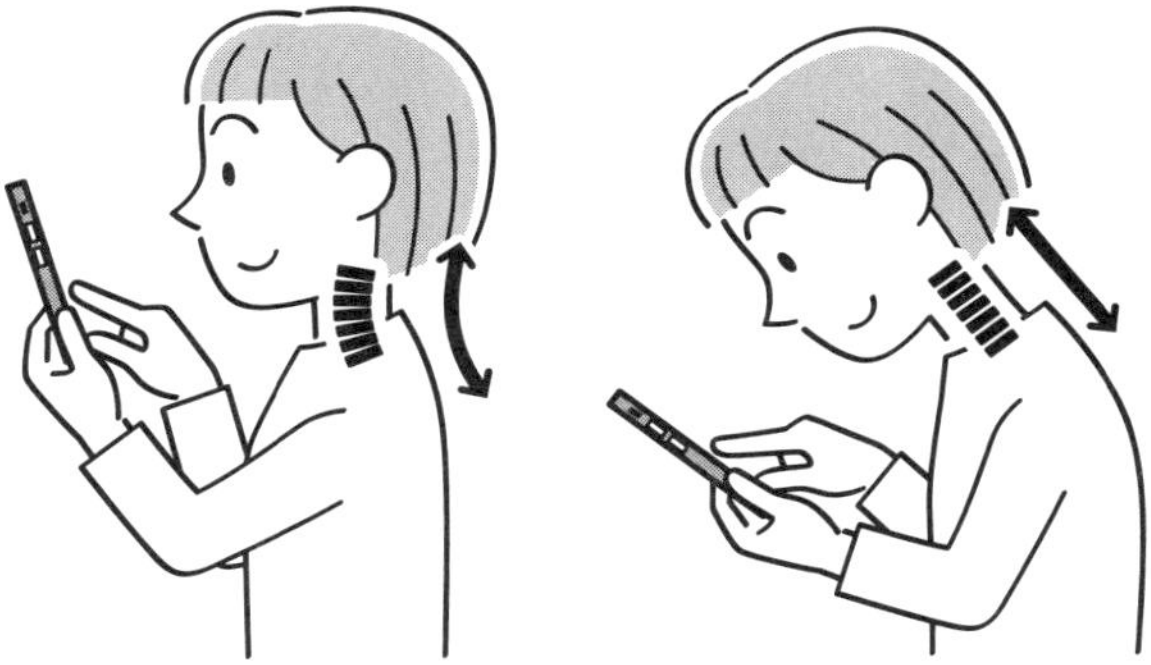

姿勢が良く頭を背骨の中心で支えているため、頸椎が軽くカーブを描いている。

頭の位置が重心から前方や下方へ外れて重力の負荷がかかりすぎた結果、頸椎がズレて真っすぐ並んでしまう。

負担なんですよ」と説明します。
ストレートネックと診断された方の多くは、上を向くのが苦手です。そして後頭部付近の頭痛持ちの方が多いです。ここまでは前後の姿勢の問題なのですが、頭を支える首の骨の関節は、厄介なことに頭部が前に出ると緩みが発生して左右にズレを引き起こすという特徴を持っています。
当院では、他の整体院と比較して患者さんに症状の左右差をしっかりと聞きます。両膝が痛くてレントゲンを撮ったら「両膝の骨が変形している」と言われた人も、はじめは左右のどちらかが先に痛み出していることがほとんどです。そして調べてみると、長いほうの脚から痛みが始まっているケースが多いという事実があります。そこからさらに体全体を見ていくと、（前述したような姿勢習慣の蓄積から）頭と首の位置関係が左右のどちらかにズレていて、その影響で上半身が左右のどちらかに傾いてしまい、傾いたほうの膝に重さの負担が乗っかって痛みにつながっている。そういったケースが後を絶ちません。

しかも、その一連の負担の経路は、ストレートネックを形成する姿勢習慣から始まっているというケースも決して珍しくはないのです。

これらのことから紐解くことができるのは、**患者さんを悩ませる多くの痛みやしびれの原因は、ヘルニアやすべり症といった病理的な原因よりも、取り続けてきた姿勢による重力の負担という物理的な原因が関与している可能性が非常に高い**ということです。もっと言うなら、ヘルニアやすべり症、脊柱管狭窄症といった病理的な診断でさえも、「姿勢」や「体の使い方」といった重力の負担を減らすことで、飛躍的に予防につながったり、悪化を防いだりすることができるのです。

古山 亨 院長

首の治療院もあい
（東京都小金井市）

「体中に自然治癒力（＝治す力）がみなぎっているのに、なぜこの痛みは自然に治癒しないのだろうか？」

そんな疑問が頭をよぎったときは、重力の負担（＝壊す力）の存在に意識を向けてみてください。きっと未来は変わるはずです。

治らない原因は首にあった【整骨院での壁、師との出会い】

今ではありがたいことに、他県からも多くの患者さんが来院される治療院になりましたが、20年前に整骨院を開院して4～5年の間は葛藤の日々が続いていました。幸いなことに、開院当初から多くの患者さんが来院してくださったので、集客や経営面での悩みはなかったのですが、通院してもらっても症状が改善しない患者さんのことがだんだんと頭の中を占めるようになっていきました。

当時は、スタッフも雇用して2店舗目の鍼灸整骨院の出店をした頃で、分院の経営も軌道に乗り、経営者としてはホッと一息といった感覚でした。けれども、治療家であるもう一人の自分の気持ちが晴れることはありませんでした。

「治らない患者さんの症例の勉強がしたい。治らない人の大半は首に原因があるのはわかっている。首を治せるようになりたい……」

なんだか、一見すると美談にも聞こえますが、正直に告白します。じつは私、開業してからの数年間は日々の忙しさのせいにして、新たな知識や技術を身につける時間を作ってきませんでした。自分が一番そのことをわかっているので、良くならない患者さんに対する罪悪感や問題を先送りにする自分自身への不甲斐なさから、心に十字架を背負っているような感覚が続いていました。

そんな時期と、私の師との出会いが重なりました。

「奇跡の治療院」と呼ばれる、東京都青梅市にある「オフィスシマザキ」院長の島崎広彦先生が、首の治療のスクールを開校するというお話を耳にして、私は迷うことなくスクールへの入学を決めます。島崎先生からは、上部頸椎カイロプラクティックの哲学や技術と同時に、専門的な知識、そして身につけた知識や技術をどのように活用していくのかという「考え方」に至るまでを、トータルで学ぶ機会を得ることができました。そ

古山 亨 院長

首の治療院もあい
（東京都小金井市）

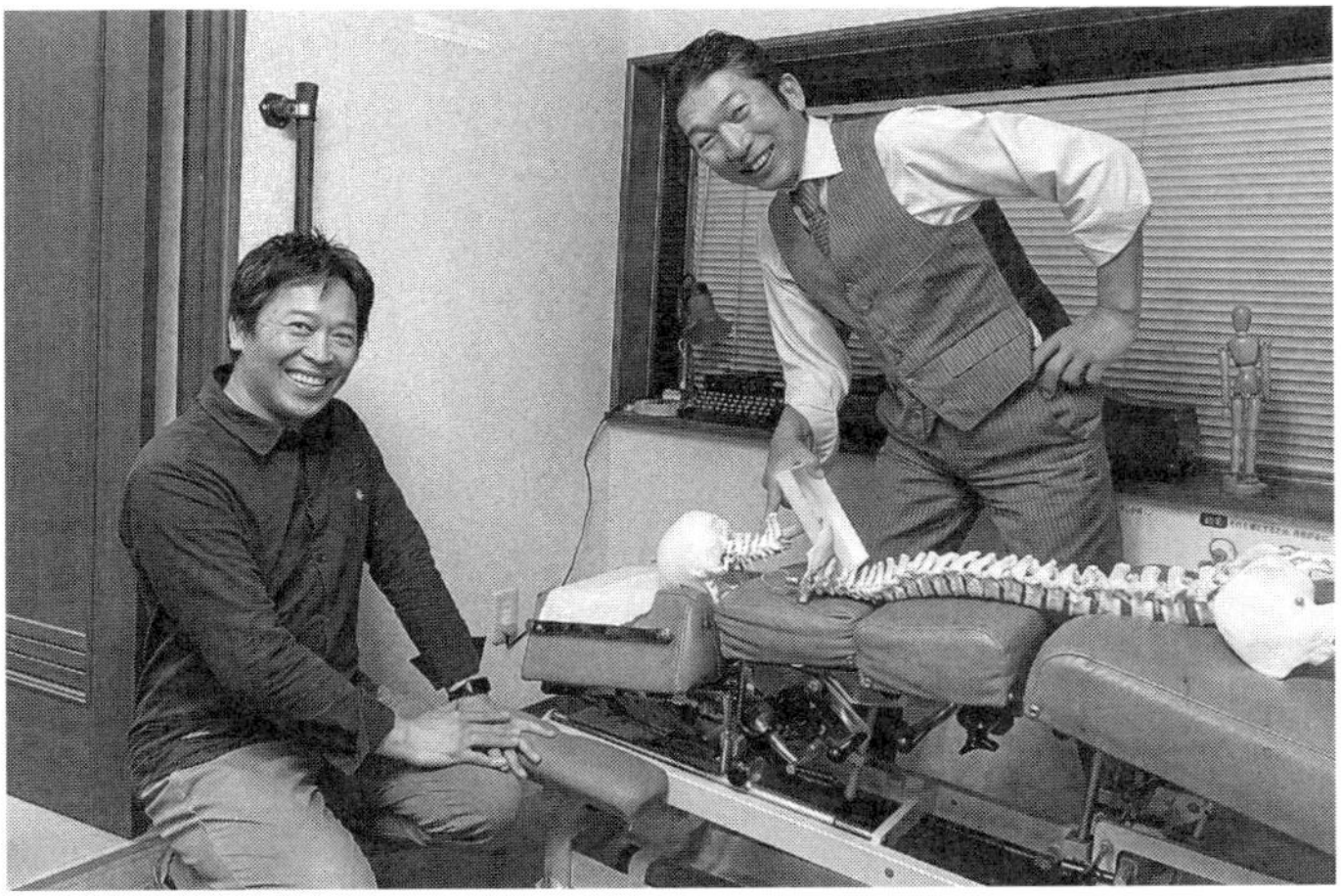

師である東京都青梅市「オフィスシマザキ」の島崎広彦先生と。学びは今も続いている。

してスクールを卒業してすぐに、首専門の施術を行う『首の治療院もあい』をOPENしました。

当然のことながら首の施術は奥が深く、スクールで学んだことだけではうまくいかないことも多くありました。ただ、「この道で進んでいくんだ！」という決意と、その先を進んでおられる島崎先生という羅針盤を得ることができたことは、私にとって何より大きな収穫でした。

ここで私は、**「首を整えると脳が体を治しだす」**という、**体に備わる自然治癒力の大きな原則**を学びました。「なぜ首を診るのか？」という問いに対する答えの本質は、まさにこの考え方にあると思っています。

重力の影響を受けて曲がった姿勢が骨格の曲がりやズレにつながり、その中を通る神経の通路を妨害してさまざまな不調の原因を作り出してしまう。だから、「すべての神経の通り道である首を整えて脳を活性化させること」が、体を自然治癒へと導く最大の近道なのです。

他の医療機関や整体院では改善しなかった痛みやしびれが改善されていく患者さんを診るたびに、そのことを実感する日々を送っています。

トータルヘルスケアユニットの設立【家族3世代のかかりつけ院を目指して】

2018年1月、JR東小金井駅の駅前にMoai Health Labo【もあいヘルスラボ】というトータルヘルスケアユニットをOPENしました。今まで別の場所にあった『首の治療院もあい』と『もあい鍼灸整骨院』を同時に移転して合併した、180平米の広さを持つ都内でも最大規模の治療院ユニットです。

古山 亨 院長

首の治療院もあい
（東京都小金井市）

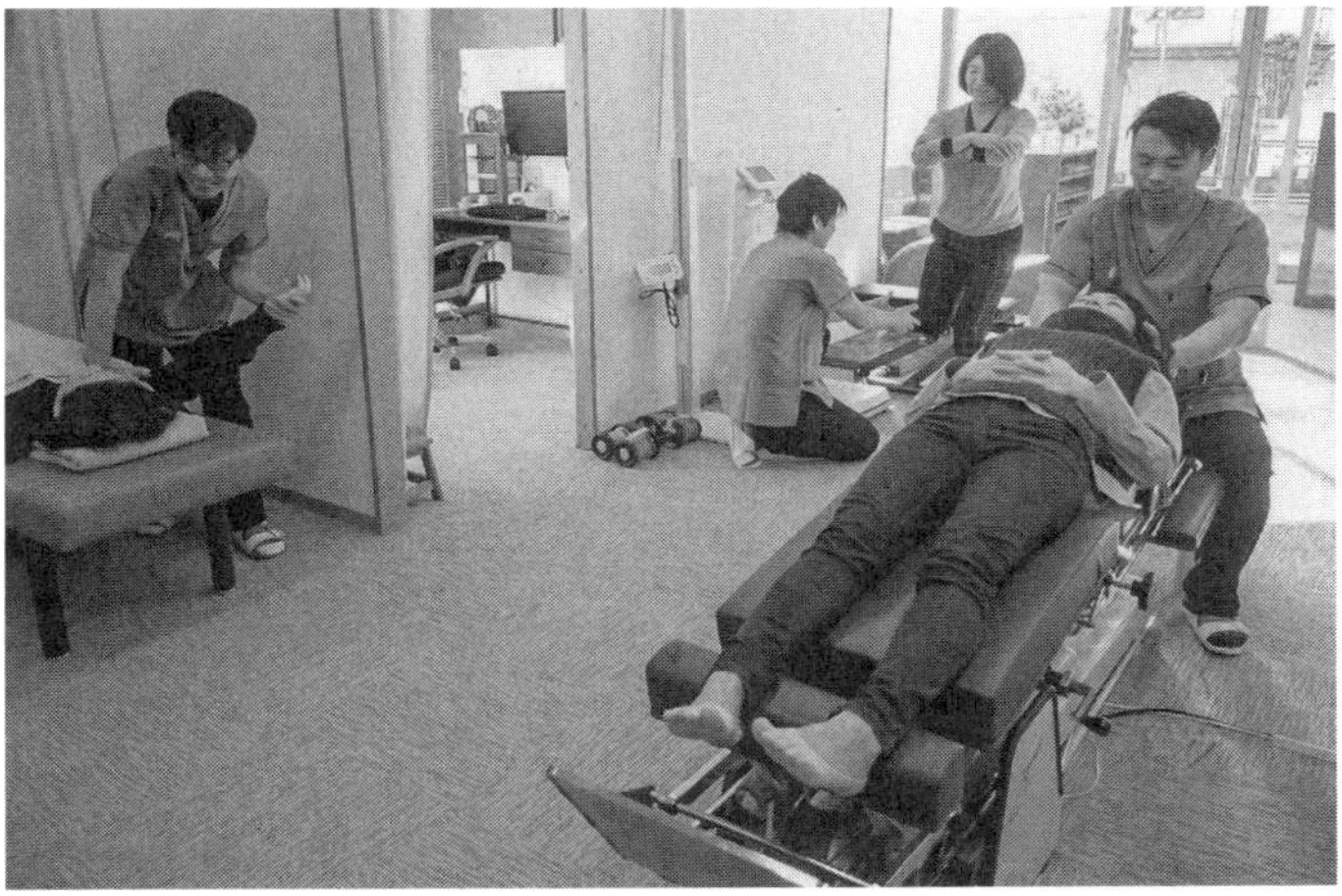

『首の治療院もあい』に隣接する『もあい鍼灸整骨院』の院内。2つの院で、Moai Health Labo【もあいヘルスラボ】というトータルヘルスケアユニットを展開している。

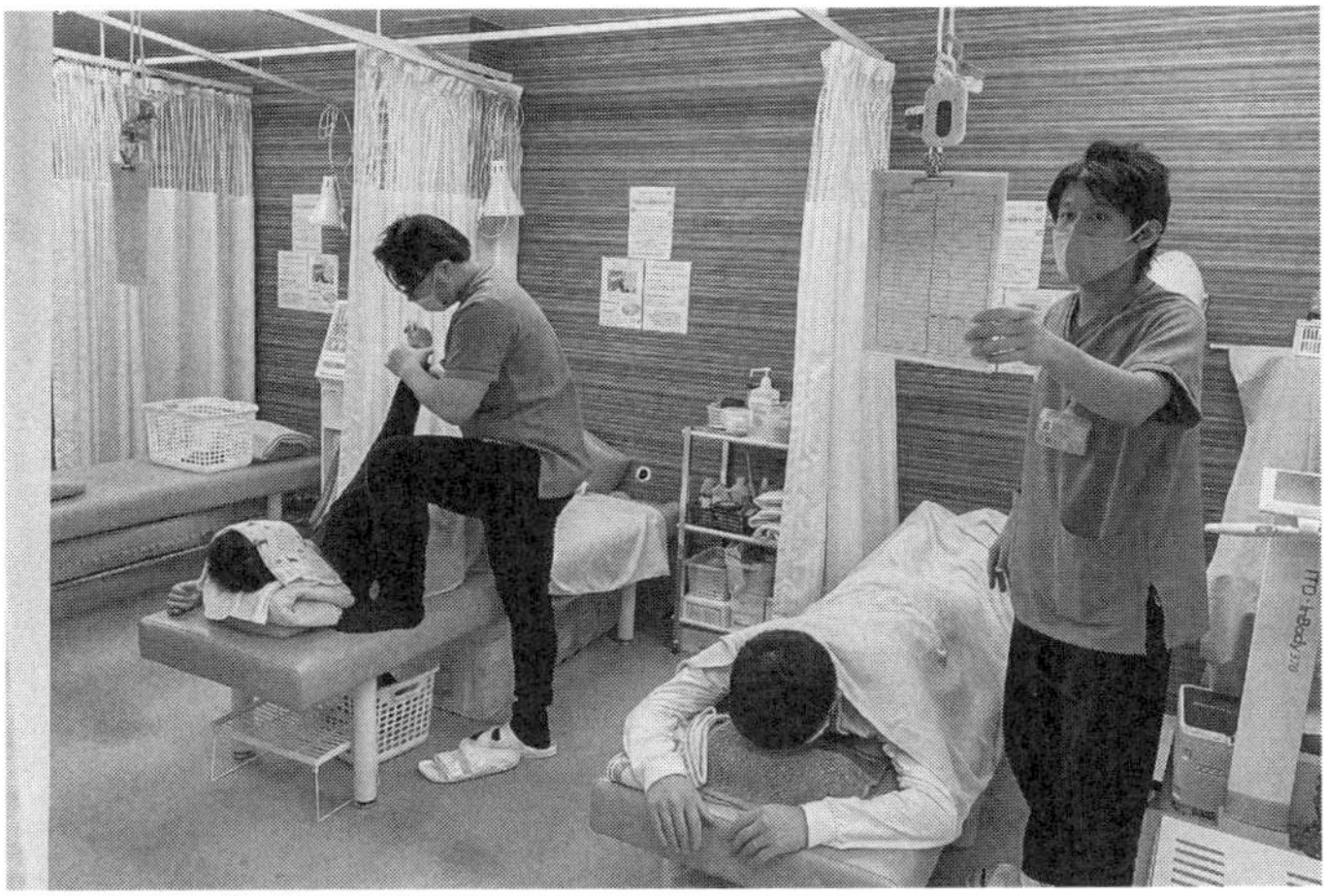

隣駅のJR中央線武蔵境駅から徒歩4分の場所にある『みらい鍼灸整骨院』の院内。本院と同様のサービスを受けることができる。

この治療院ユニットには、鍼灸院や整骨院の施術だけでなく、リラクゼーションや美容整体、ダイエットやファスティングなど、患者さんのご要望に合わせたトータルヘルスケアのメニューが数多く用意されています。「都心まで足を運ばなくても健康や美容の願いが叶う場所」をコンセプトに、選りすぐりの栄養食品や基礎化粧品などのご提供もしています。

もあいヘルスラボには、「栄養のスペシャリスト」や「骨格矯正のスペシャリスト」など、各専門分野に特化した施術者が在籍しています。私は、「首のスペシャリスト」として貢献しています。

今後は彼らと協力しながら、「家族3世代のかかりつけ院を創造する」という当院の治療理念の実現に向けて、ひとりでも多くのスペシャリストを輩出させることが私の大切な役目だと感じています。

自分自身の人生をより豊かなものにしていくために、私には【感謝・貢献・恩送り】

古山 亨 院長

首の治療院もあい
（東京都小金井市）

施術前　　　　施術後

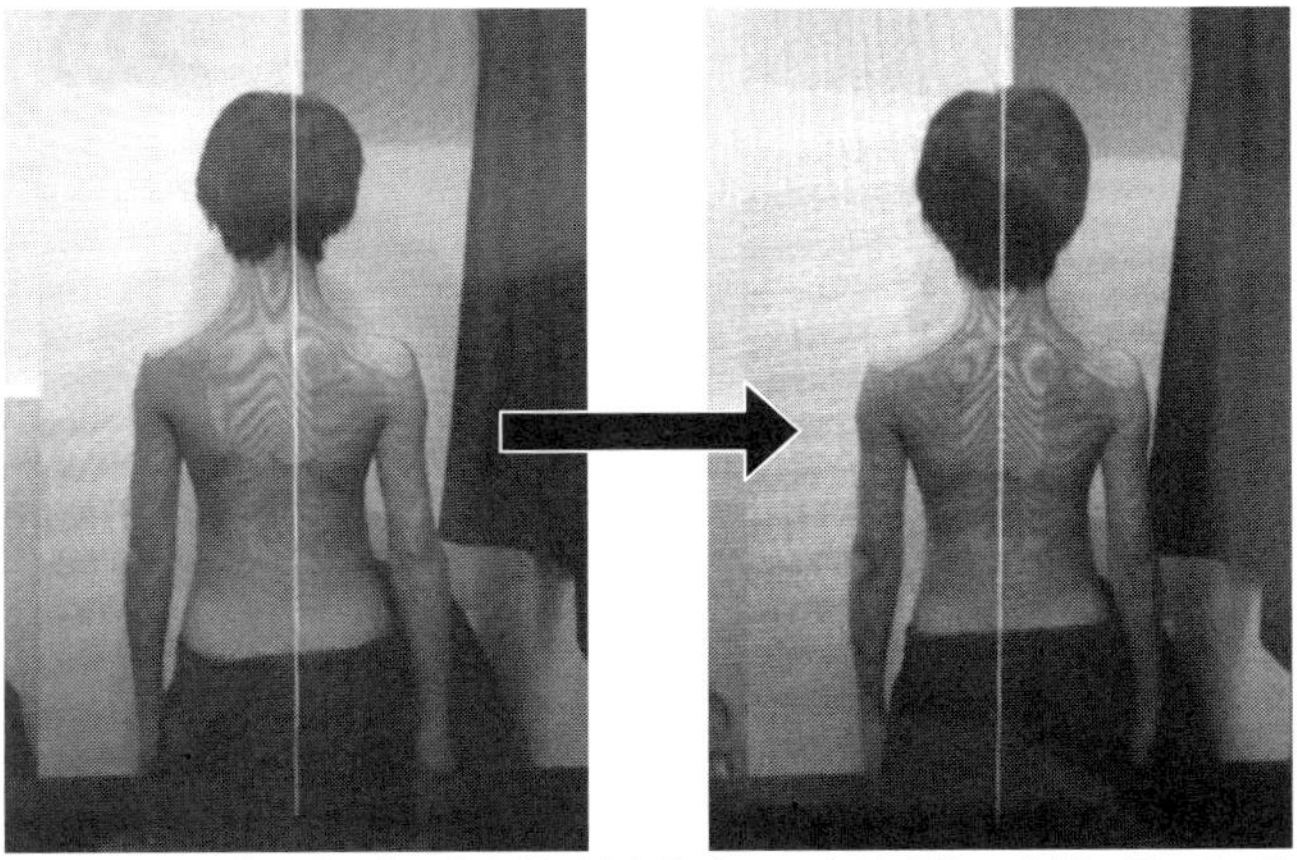

12歳男子の画像診断。体の中心線が大きくズレていたが、正しい位置に戻っている。

という言葉を行動に変えて具現化するという「人生理念」が存在します。その上で、「末広がりの人生を歩む」という思いを常に持ち続けて、計画的に行動してきての今があります。この本の出版のお声をいただいたことも出版を決めたことも、理念やビジョンを持って行動してきたからこそのご縁ですし、そのことに感謝したいと思います。

弊社には20名近いスタッフが働いてくれているのですが、いつも治療院の現場を活気づけてくれて、治療院がより良い方向に進んでいくための努力をし続けてくれています。素直で勉強熱心。そんな彼らと一緒に高みを目指していきたいです。

そして、私には3人の愛する息子たちがいます。高校生の次男は私と同じ仕事に就くことを希望しています。長男も希望校に合格して大学生活を謳歌してくれていますし、三男も中学校で好きな野球を楽しんでくれています。これも、日々子どもたちに愛情を注いでくれている妻のおかげです。

私はそれらのことすべてに感謝せずにはいられませんし、私と関わってくれる人たちすべてに貢献したいです。そして、今まで私自身が上の世代の方々から受けてきた恩を、今度は下の世代の人たちに送っていきたいと、強く感じるようになりました。

まだまだ道の途中です。やるべきことはたくさんありますね！

健康になるために必要な思考術【捉え方次第で悩みは消える】

「将来の医者は薬を与えず、患者に人体の骨格と構造、栄養、そして病気の原因と予防について教えるだろう」（トーマス・エジソン）

偉大な発明家のエジソンは、１００年以上も前にこんな言葉を残しています。では、

古山 亨 院長

首の治療院もあい
（東京都小金井市）

現代の医学がエジソンの予言通りに原因療法や予防医学の発展をもたらしたのかと考えると、少し疑問を感じます。

だからこそ、自分のまわりから少しずつでも先人の言葉を大切に扱い、実践する人たちを増やしていきたいのです。

なぜなら、**健康が人生のすべてではないけれど、健康を失うと人生のすべてを失ってしまうからです。**

健康寿命をできる限り長くして、好きなことを続けながら活き活きと楽しく暮らしていきたい。本来、そう願わない方はいないのではないでしょうか。

でも実際は、人に言えない悩みや健康上の事情から自暴自棄になってしまったり、ポジティブに考えられなかったりという状況の方がいらっしゃることも理解しているつもりです。

私のところにも、何年もつらい痛みで苦しんでいて、どこに行っても何をやっても良くならない患者さんが来院されます。ただ、そういった方がはじめから「明るい未来を信じてポジティブに取り組もう」とは、なかなか思えないものです。

けれども、当院の患者さんには、あえて「痛みや悩みは捉え方次第ですよ」とお伝えするようにしています。少し突き放すような言葉に聞こえるかもしれませんが、治りが早い人と治りが遅い人には、現状をどう解釈するかに大きな違いがあるようです。

たとえば、施術を受けた後に痛みが60パーセントぐらい改善したとします。経験上、治りが早い方は「半分以上痛みが取れました！」と言ってくれます。改善に少し時間がかかる傾向の方は、「まだ半分近く痛みが残っていますね」と言われる方が多い気がします。これは、自分の発した言葉が「脳」に対してポジティブに伝えるか、ネガティブに伝えるかの差になります。

痛みは脳が認識していることを考えると、現状に対してできる限り肯定的な解釈をしてあげることで、「治る人の思考」に変わっていくのだと思います。

でも、本当に体がつらいときにそんな心境にはなれませんよね。だから、私は意図的に「神経」にアプローチするのです。

「脳」は神経細胞のかたまりです。脳にしっかり栄養が行き届いて、神経の伝達機能が本来の状態に近づいていけば、感情も変化し思考がポジティブに変わるきっかけが生ま

古山 亨 院長
首の治療院もあい
（東京都小金井市）

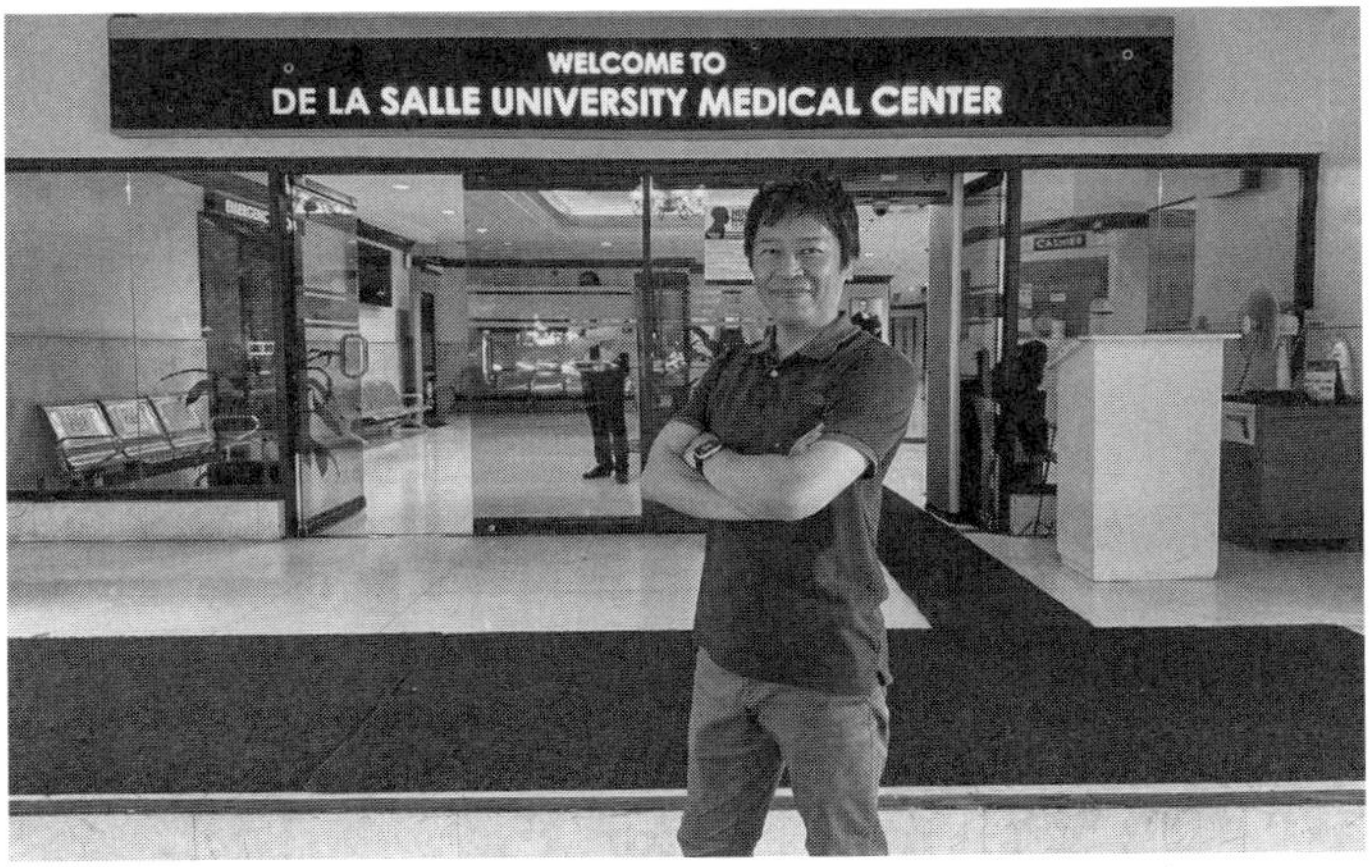

研修で訪れたフィリピンの「デ・ラサール・ユニバーシティー（DLSU）」のメディカルセンターにて。現在もこうして学びを深めている。

れると信じているからです。

最後は、精神論のような話になってしまいましたが、こういった脳に対する研究は科学的にも進められています。同時に、「病は気から」といった迷信じみた言葉も、言い得て妙だなと思います。だからこそ、**過去や現状にとらわれず、まだまだ未来は変えられるという意識を大切に、ご自分の体が喜ぶことに専念してあげてください。**

ご挨拶に代えて、このご縁が何か一つでもあなたの行動のきっかけになれたら嬉しいです。とにかく「実践あるのみ！」共に健やかな人生を楽しめるように、取り組んで参りましょう。

首の治療院もあい

（東京都小金井市）

首専門の整体院にとどまらず、鍼灸整骨院を併設したトータルヘルスケアユニットの今後に注目したい！

東京都小金井市にある『首の治療院もあい』は、首の不調だけにとどまらず、頭痛や肩凝り、手足のしびれ、眼精疲労、腰痛、自律神経失調症など、あらゆる体の悩みに対応。痛みの原因よりも〝治らない原因〟を重視して自然治癒力を引き出す骨格整体は、他県からも患者さんが足を運ぶ、繁盛院の本質が確立された施術メソッドと言える。

同じテナント内には『もあい鍼灸整骨院』が併設され、Moai Health Labo【もあいヘルスラボ】という広さ180平米、都内最大級のトータルヘルスケアユニットを設立。整骨院や鍼灸院の施術に加え、リラクゼーション、美容整体、ファスティングなど、各専門家の施術を受けることができるのも魅力だ。隣駅の武蔵境には、分院の『みらい鍼灸整骨院』があり、こちらでも本院と同様のサービスを受けることができる。

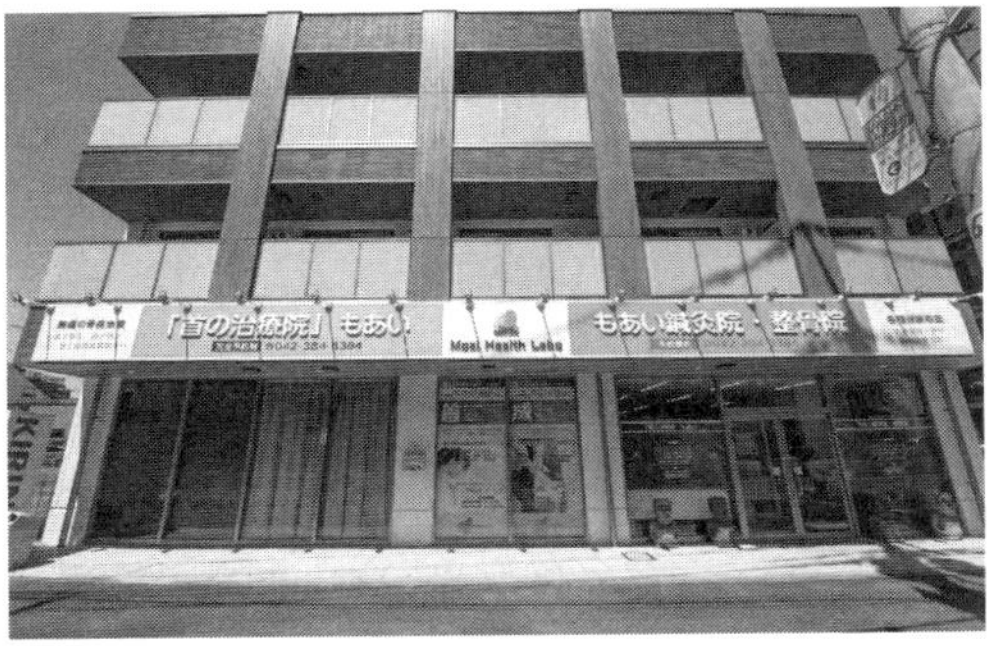

JR中央線の東小金井駅から歩いてすぐの
Moai Health Labo【もあいヘルスラボ】。

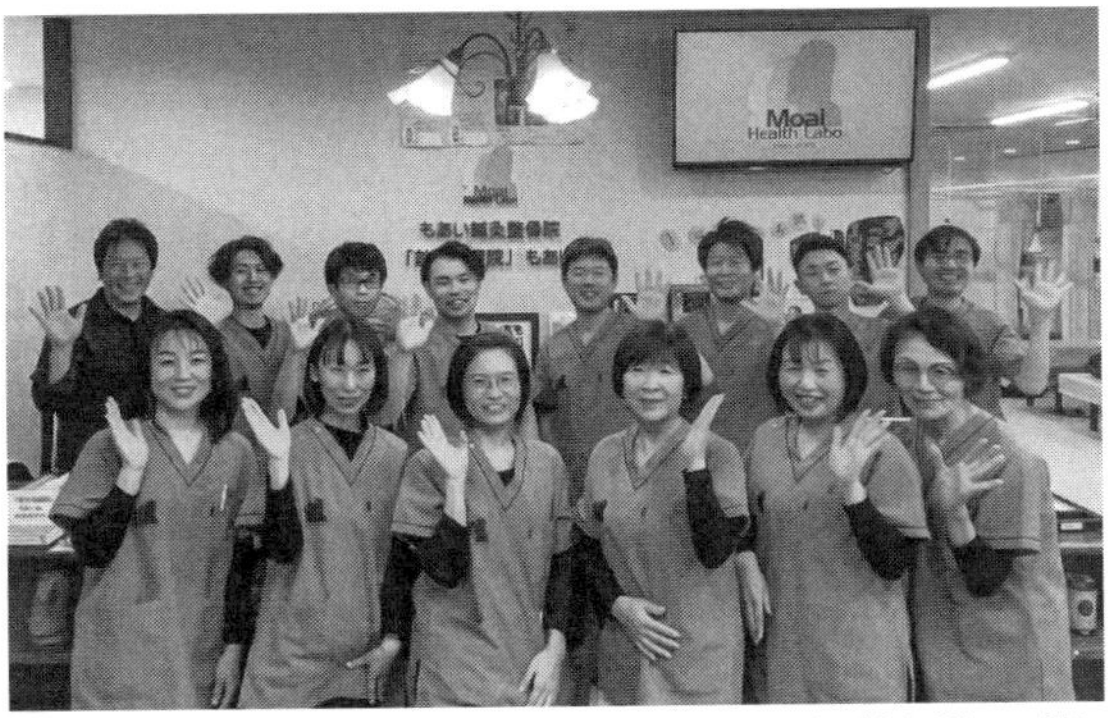

信頼できるスタッフとともに、たくさんの患者さんのさまざまな悩みに対して誠実に向き合っている。

Information

首の治療院もあい

〒184-0002　東京都小金井市梶野町5-5-1 Dフラワー1F

営業時間
月・火・木・金／
10:00〜12:00 14:00〜19:00
水曜／18:30〜21:00
土曜／10:00〜12:00 14:00〜17:00
休業日／日曜・祝日

電　話 042-384-6384
H　P https://naoru-moai.jp
Access JR中央線東小金井駅北口から徒歩1分

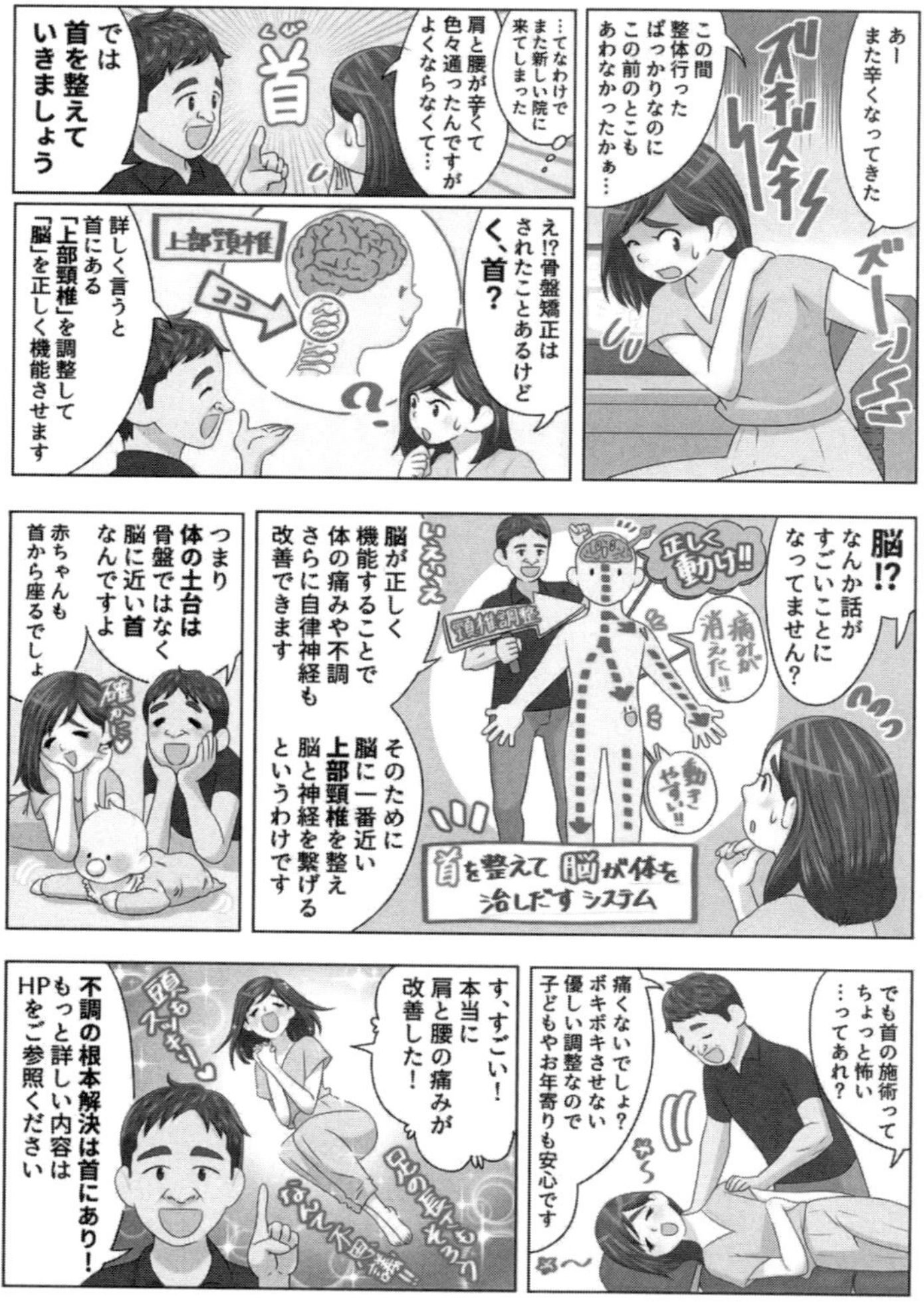
あー また辛くなってきた
この間 整体行った ばっかりなのに この前のとこも あわなかったかぁ…
…てなわけで また新しい院に 来てしまった
肩と腰が辛くて 色々通ったんですが よくならなくて…
首
では 首を整えて いきましょう
え!?骨盤矯正は されたことあるけど く、首?
上部頸椎
ココ
詳しく言うと 首にある 「上部頸椎」を調整して 「脳」を正しく機能させます
脳!? なんか話が すごいことに なってません?
いえいえ
正しく動け!!
痛みが消えた!!
動きやすい!!
脳が正しく 機能することで 体の痛みや不調 さらに自律神経も 改善できます
そのために 脳に一番近い 上部頸椎を整え 脳と神経を繋げる というわけです
首を整えて脳が体を治しだすシステム
つまり 体の土台は 骨盤ではなく 脳に近い首 なんですよ
赤ちゃんも 首から座るでしょ
でも首の施術って ちょっと怖い …ってあれ?
痛くないでしょ? ボキボキさせない 優しい調整なので 子どもやお年寄りも安心です
す、すごい! 本当に 肩と腰の痛みが 改善した!
不調の根本解決は首にあり! もっと詳しい内容は HPをご参照ください

岡野《おかの》 夏樹《なつき》 院長

大阪府東大阪市

整体院 望夢～のぞむ～

“がんばり筋”をほぐしながら

弱くなった“サボり筋”を鍛えて

筋肉全体のバランスを整える

普段あまり使っていない〝サボり筋〟を鍛える

大阪府東大阪市、近鉄奈良線の瓢箪山《ひょうたんやま》駅から歩いて6分のところにある『整体院　望夢～のぞむ～』は、**とくに手ごわい腰痛を抱えている方々に寄り添った施術**が特徴です。病院はもちろん、どの治療院へ行っても解決しなかった腰の痛みに対し、心を込めてケアをしています。

当院の一般的な治療では、初診で患者様の声を聞きながら機械を使わずに施術をします。まずは筋肉へアプローチし、酷使されて硬くなってしまった筋肉を緩めてほぐすところから治療を始めます。じつは硬くなった筋肉を緩める、という施術だけで結構な数の患者様の症状は改善するのですが、これだけではまたすぐ元に戻ってしまうことも少なくありません。

そこで次に、筋肉を鍛えるステップに入ります。

鍛えるのは、たとえばお尻の下の部分や内腿といったように、普段なかなか使わない

岡野 夏樹 院長
整体院 望夢〜のぞむ〜
（大阪府東大阪市）

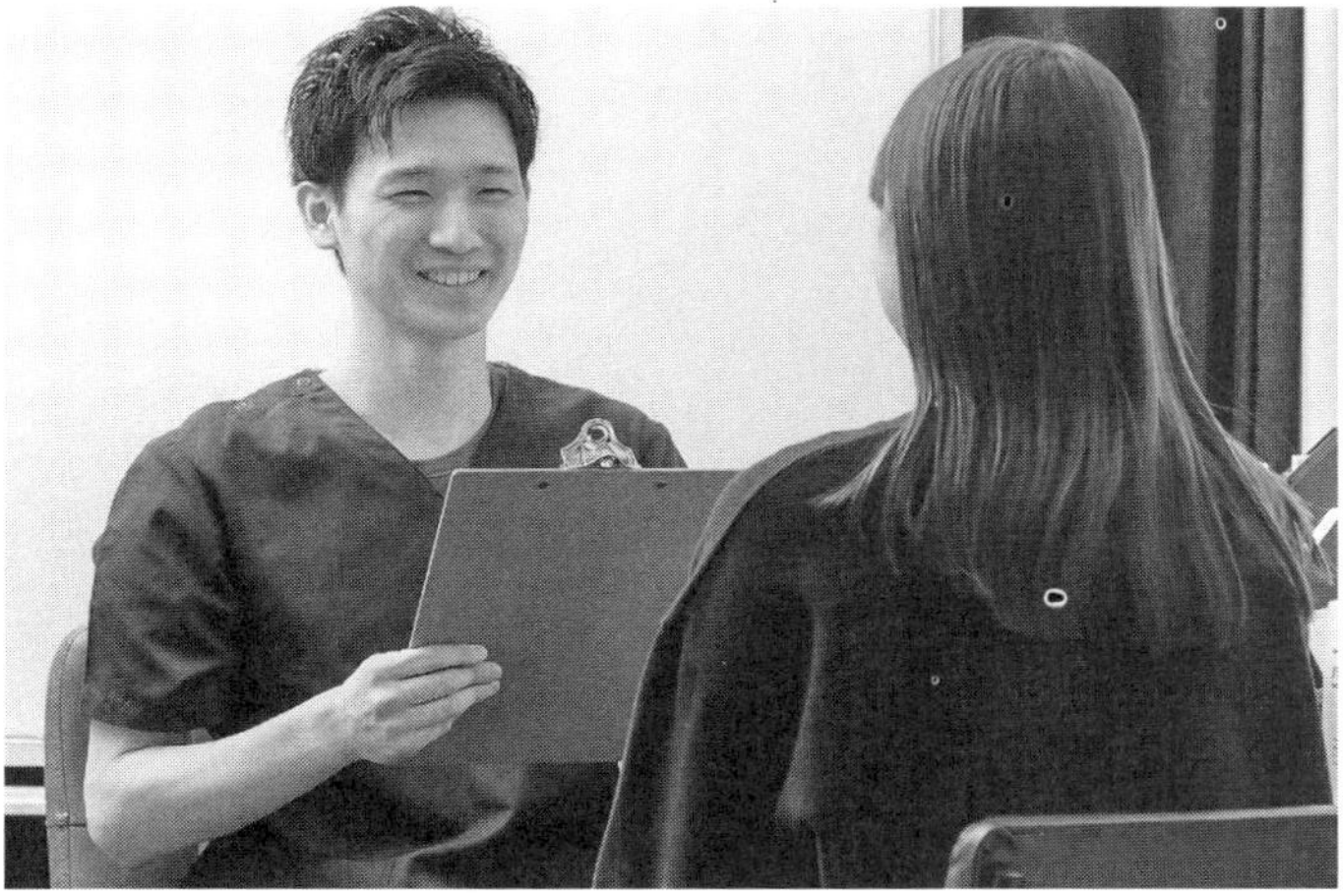
真摯に患者様の悩みを聞いて向き合う岡野夏樹院長。初めてで不安な方も安心。

筋肉です。こういった日常生活ではサボりがちになってしまう筋肉、いわゆる〝サボリ筋〟を鍛えることが、当院の治療のポイントになります。

逆に、硬くなっている筋肉というのは、必要以上に頑張りすぎているからそうなっているわけです。たとえば、お尻の上部の大臀筋などは、代表的な〝がんばり筋〟と言えます。

つまり、〝サボり筋〟を鍛えてバランスよく使い分けることができるようになれば、自然と〝がんばり筋〟だけに頼らなくてもすむような体になり、結果として痛みやしびれが根本から改善されるのです。

逆に言えば、ひとたびこのバランスが崩れてしまうと、一部の筋肉に過度の負担がかかって他の筋肉が十分に機能しなくなり、それが痛みとなって表れるというわけです。

ただ、〝サボり筋〟を鍛えても、まだ十分ではありません。普段の動作を見直し、歪みを生む原因である日常の「不良動作」をなくさない限り、また同じ問題に戻ってしまうことも多いからです。

そこで最終段階では、正しい歩き方や正しい姿勢が自然にできることを目標に治療を継続します。体の使い方が適切になれば筋肉のバランスが整い、〝がんばり筋〟と〝サボり筋〟の両方が適切な状態を保てるようになる。そして長年苦しんできた痛みやしびれから完全に解放される。それが私たちの目指す根本治療のゴールとなります。

筋肉をバランスよく使えるように整える

サボリ筋には、ほかにどのような部位が該当するのか、もう少し具体的に説明しましょ

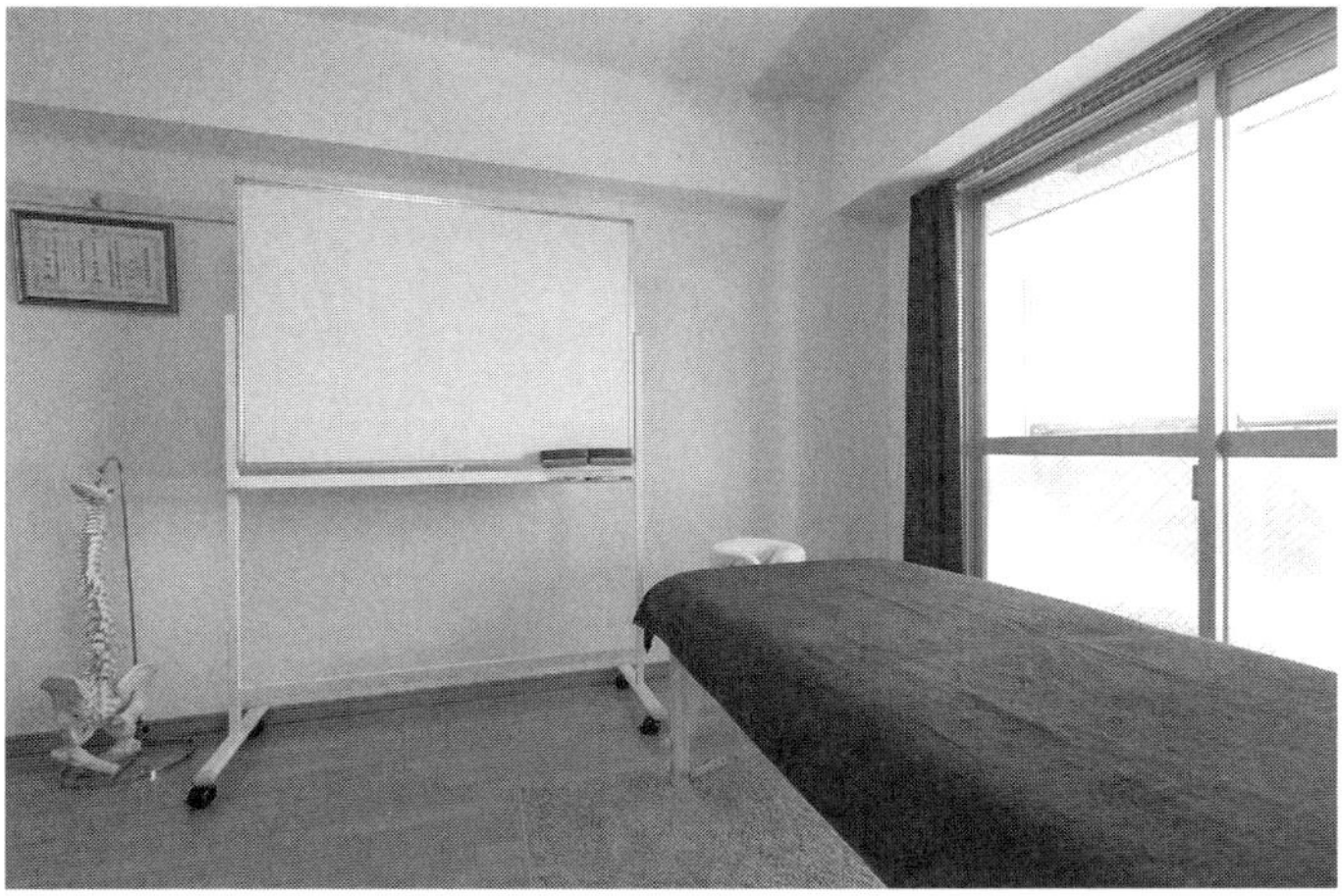

完全個室でリラックスして安心した状態で施術が受けられる。

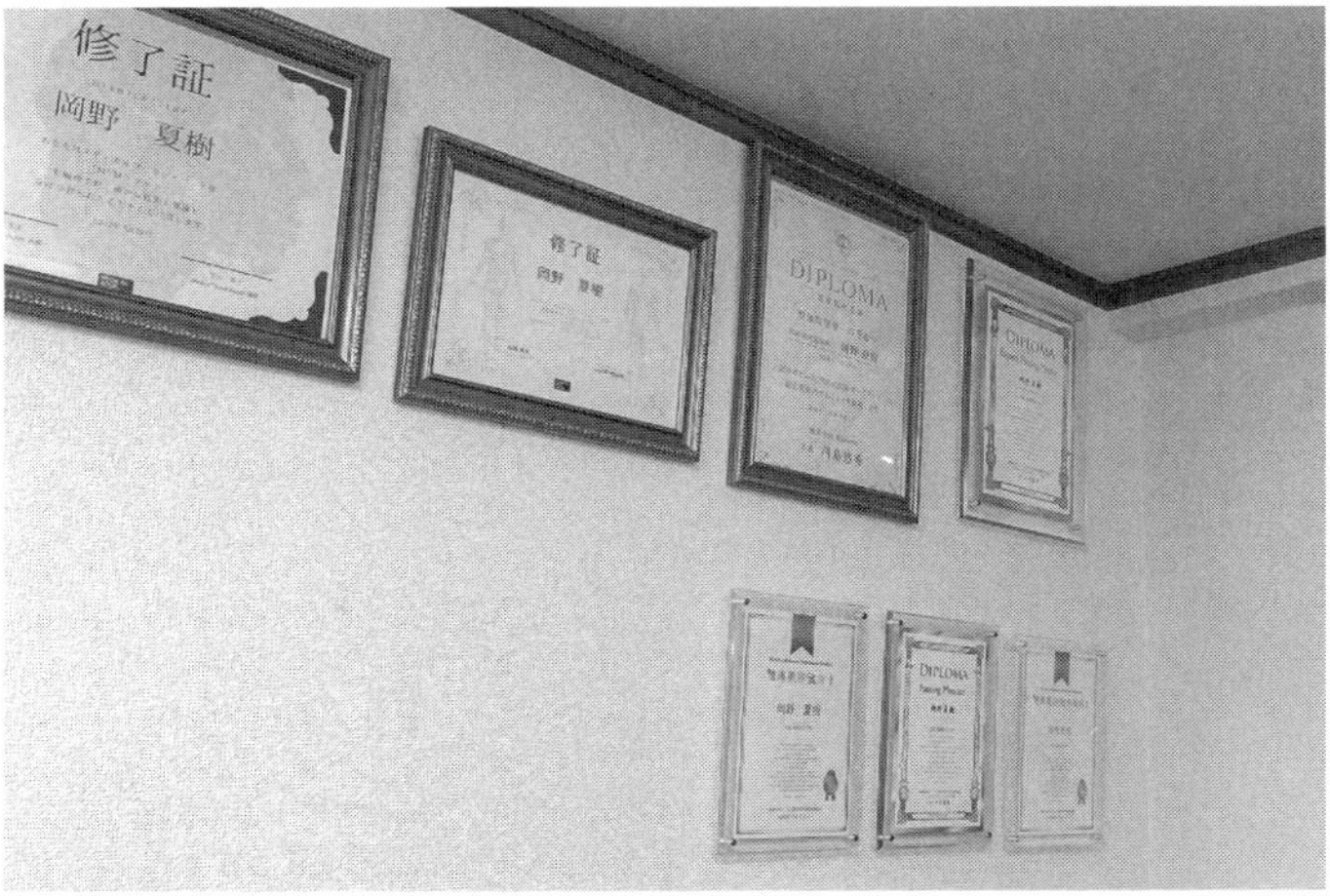

施術室の壁にはセラピスト講座やファスティングマイスター講座、健康美容食育士など、各種講座の修了証が飾られている。

う。

当院にいらっしゃる患者様の多くは、腰の痛みを抱えています。ただし、細かく見ていくと、一口に腰痛と言っても、さまざまな症状があります。坐骨神経痛やヘルニア、脊柱管狭窄症といった腰の病気を抱えている方々は、おもに腰まわりの筋肉、たとえば背中をまっすぐに保つ脊柱起立筋や、脊柱の安定と動きをサポートする多裂筋が酷使されて硬くなる傾向があります。

一方、腹筋（腹直筋）をはじめ、腸腰筋などのインナーマッスルも弱くなっていることが多いため、これらのサボり筋を中心に鍛えていきます。

ほかにも、巻き肩や前かがみの姿勢になりやすい方は、胸の前にあって肩甲骨を前方に引く役割を持つ小胸筋が〝がんばり筋〟である一方、背中の肩甲骨まわりの筋肉、とくに肩甲骨を背骨に引き寄せる菱形筋が〝サボり筋〟として弱っている傾向があるため、しっかりと鍛えていく必要があります。

基本的にはこのあたりの筋肉が、日常生活において使いすぎで硬くなったり、逆に使われずに弱っていたりしますので、治療ではやはり全体的なバランスを整えていくこと

岡野 夏樹 院長
整体院 望夢～のぞむ～
（大阪府東大阪市）

が大切になります。

「逃げ」の動きを封じて姿勢を正す

一言で「サボり筋を鍛える」と言ってもいろいろなアプローチが考えられますが、**当院の治療では「筋肉を最も効果的に使えるポジションに体（姿勢）を持っていくこと」を意識**しています。

筋力が弱っている場合は、姿勢をどうにかする、つまりいちばんラクな姿勢を取ることで力を逃がそうとする傾向があります。たとえば、背筋をピンと伸ばすのがつらいから猫背になったり、肩が内側へ巻いてきたり、アゴが上がったり。体がラクなほう、ラクなほうへと傾いてダラッとしてしまう、というイメージですね。そうすると、本来は力を入れるべきでないところに力が入ってしまうため、結果として姿勢が崩れていくのです。

そういった「逃げ」の動きを封じるには、〝サボり筋〟を鍛えて半ば強制的に正しい姿勢を取れるようにしていく必要があります。正しい姿勢こそが、筋肉を最も効果的に使えるポジションだからです。これができて初めて、日常生活でもバランスの取れた筋肉の使い方ができるようになります。

腰に触れずに根本治療を目指す

ほとんどの場合、腰の痛みの根本的な原因は、酷使された〝がんばり筋〟にあるので、治療では腰自体にはほとんど触れません。そのためか、患者様からよく聞かれるのは、「今まで治療を受けてきた整体や整骨院とはぜんぜん違う」という声です。多くの方が、腰を直接揉んだりマッサージしたりする方法を続けてみたけれど、ほとんど改善が見られなかったとおっしゃいます。

また、私の治療院ではリハビリに機械を使うこともありません。これは、私自身が以前整骨院で勤務していた経験から来ています。

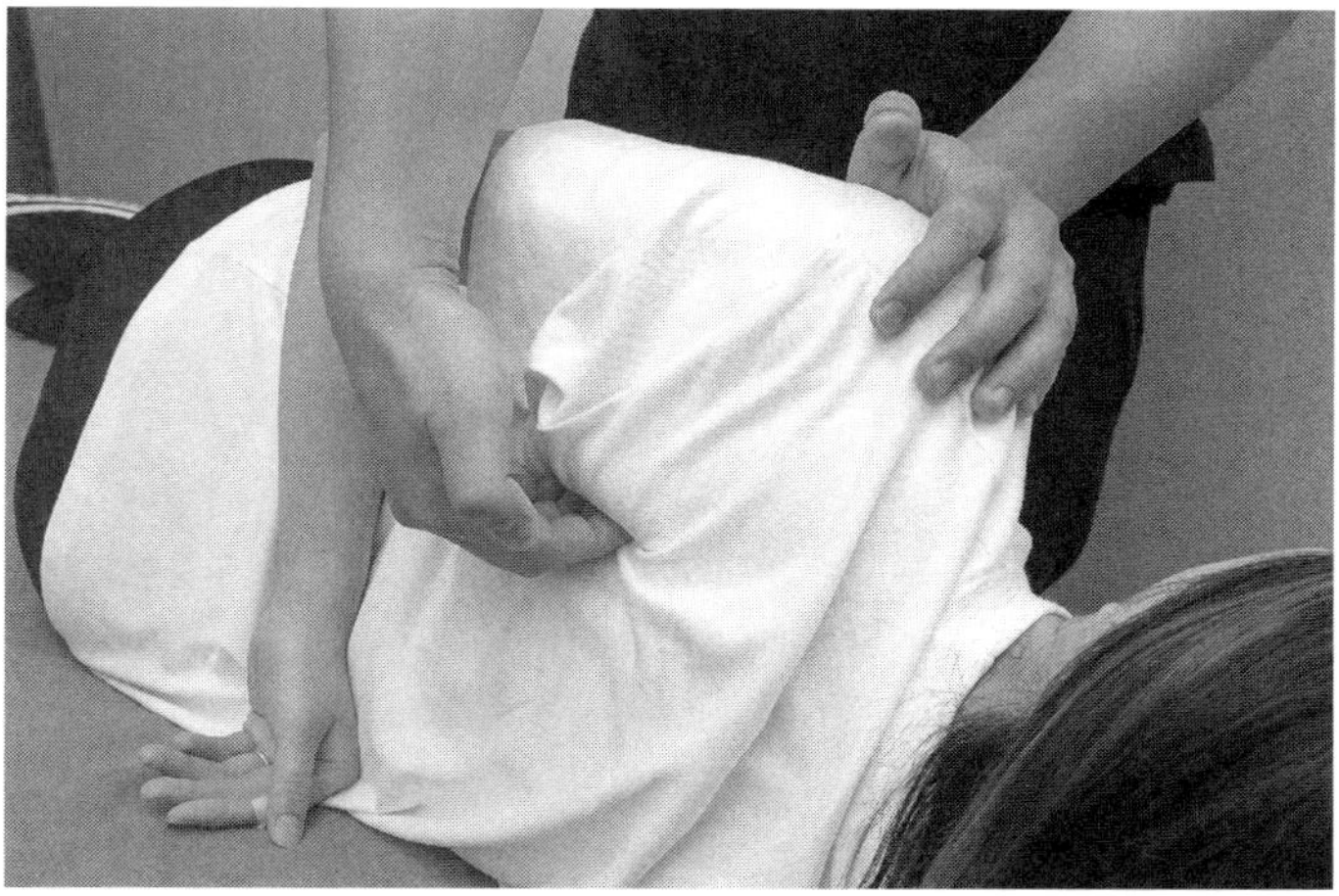

肩甲骨まわりで“サボり筋”の代表格である菱形筋を鍛えていく。

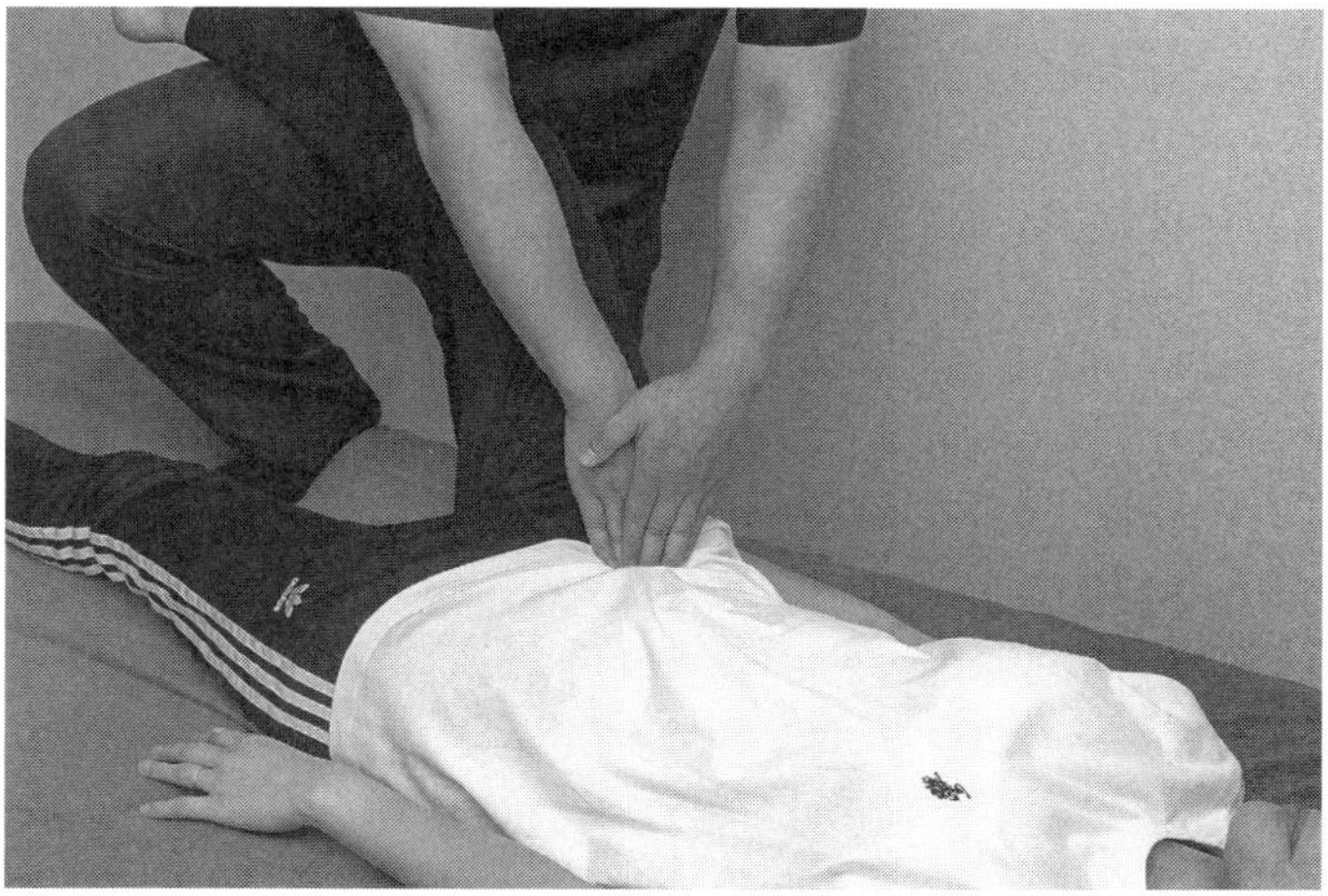

姿勢維持に重要な働きをする腸腰筋などのインナーマッスルも重点的にケア。

足をマッサージする機械や低周波を使った電気治療などは、一時的にラクになるものの、根本的な解決には至らないことが多いと、私自身はかねてから感じていました。

その後、勉強を重ねるうちに、**筋肉を直接ほぐすだけでは根本治療に至ることはなく、それよりもあまり使われていない筋肉を鍛えたり、日常動作を変えたりする治療のほうが重要**だ、という考え方にたどり着きました。

実際、機械がなくても治療の結果に大きな違いはないというのが現場の実感です。それればかりか、機械を使うと、時に時間の無駄になってしまうことさえあります。

機械治療というのは、あくまでもその場の痛みを和らげることが目的の対症療法に過ぎず、根本的な原因である姿勢の歪みなどを治すためにはとくに必要ない。それが現在の私の結論です。

根治には姿勢と動作の改善が不可欠

根本治療を目指すには、普段の姿勢や日常の動きの改善が欠かせません。

岡野 夏樹 院長

整体院 望夢〜のぞむ〜

（大阪府東大阪市）

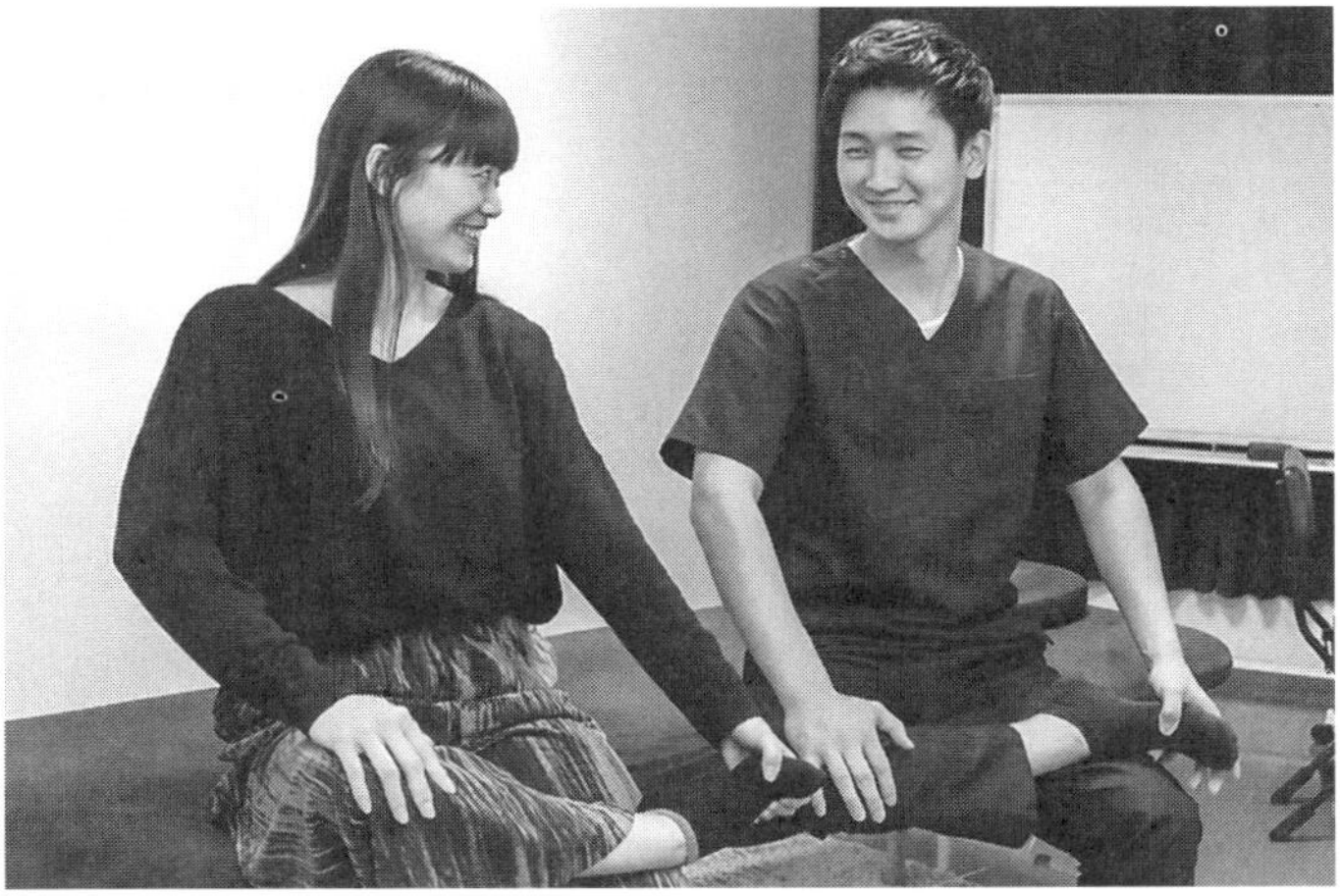

痛みをなくすために一人ひとりの悩みの原因に合ったセルフケアを指導。

まずは、歩くときの体の使い方に注目します。たとえば、膝のお皿が内側に向いてしまう人や、足のつま先が外向きになる人には、つま先と膝が正しい方向を向くように歩くことを心がけるようアドバイスしています。

実際の治療では、ベッドの上など安全な環境で基本的な筋力トレーニングから始めます。そして徐々に、日常的な動作に組み込んでいく段階的なアプローチを取っていきます。

ただし、ベッドの上でのトレーニングだけでは重力の影響が少ないため、実際の歩行時に感じる体への負担を十分に再現できません。そのため、少しずつ立った状態でのトレーニングや、実際の歩行動作を模倣するトレーニングへと移行し、地面に足が着いたときにかかる負担を体験しながら筋力をつけていきます。こうして筋力が向上していけば、少しずつ「不良動作」がなくなり、自然と正しい歩き方が身についていくことが期待できます。

正しい動作を維持するためのセルフケア

じつは歩行のトレーニングや姿勢など、日常の動きについては改善が難しい面もあります。当院で治療を行っているときは意識して改善できるかもしれませんが、日常生活では無意識のうちに元の歩き方に戻ってしまうことがあるからです。

せっかく快方に向かっていても、日々の生活が原因でまた同じ痛みを繰り返してしまう……そんなことにならないように、**患者様ご自身が日々のセルフケアを継続的に取り**

岡野 夏樹 院長

整体院 望夢～のぞむ～
（大阪府東大阪市）

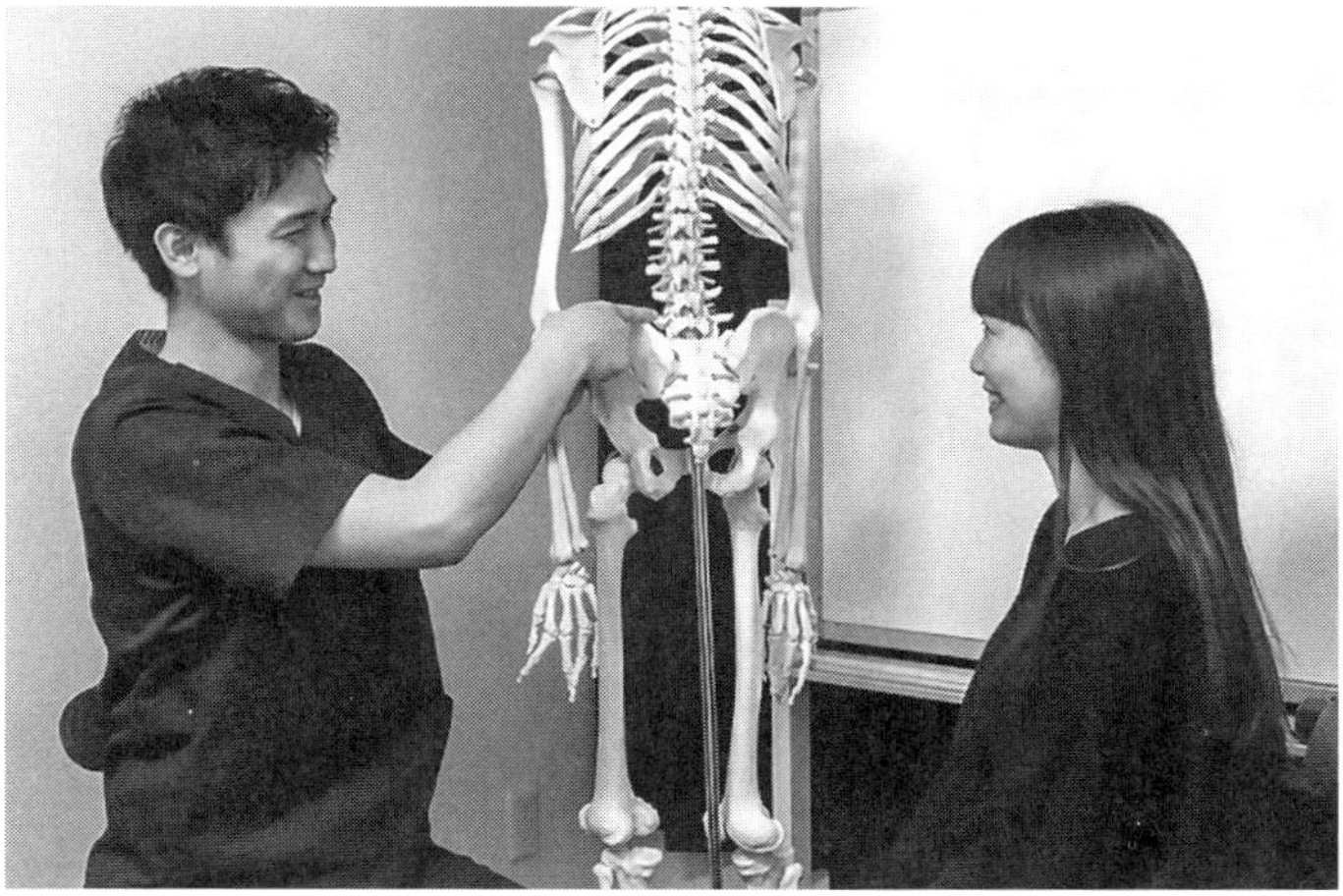

痛みの原因を丁寧に説明し、納得して施術を受けることができる。

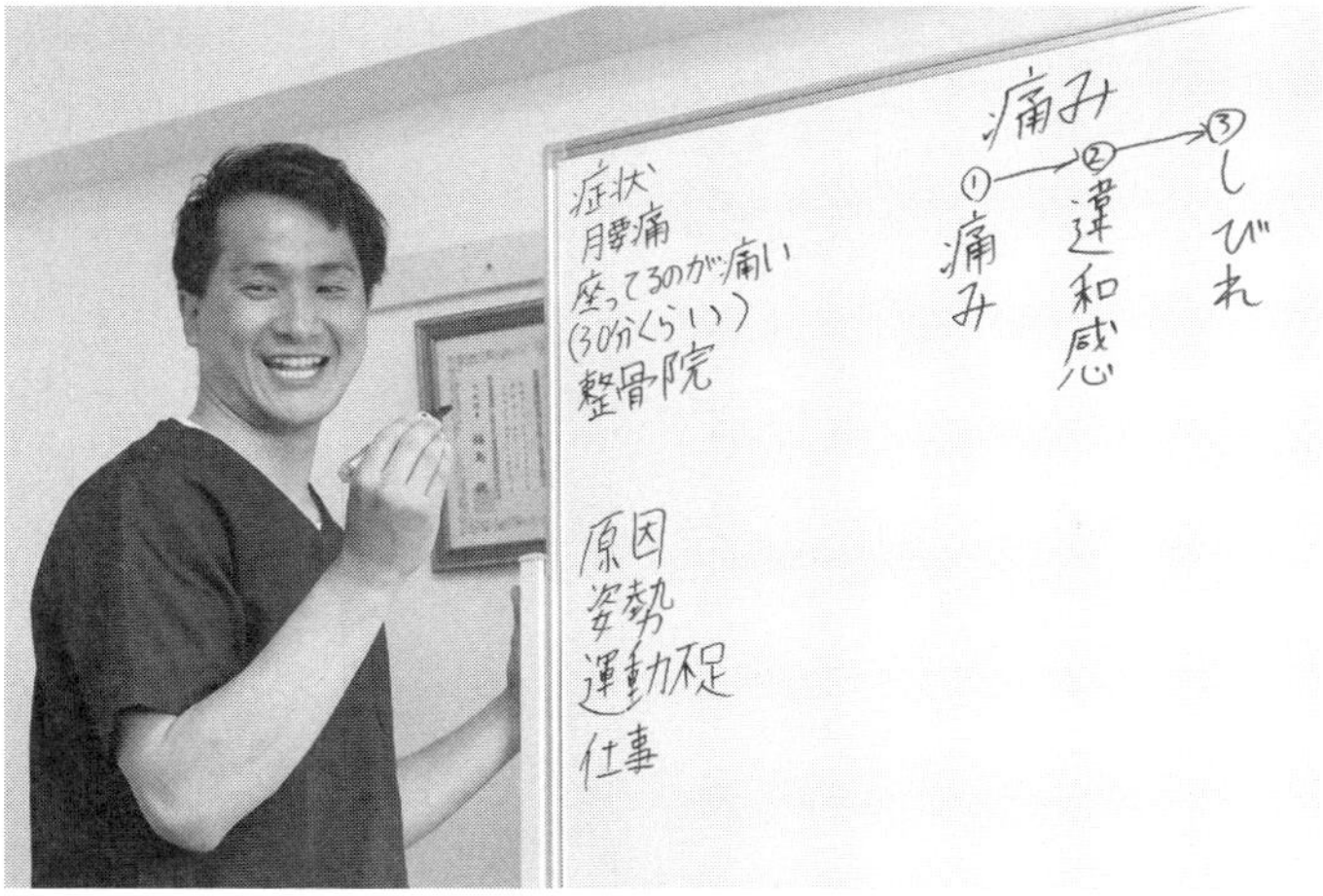

ホワイトボードを使って改善方法や今後の治療方針をわかりやすく説明。

組むことが大切です。

セルフケアの方法としては、たとえば〝サボり筋〟に狙いを定めたエクササイズがあります。最初の段階では、柔軟性を高めるストレッチから始めて、筋肉が柔らかくなってきたら、いよいよ筋力を鍛えるトレーニングに移行していきます。

これらのセルフケアは、いずれも患者様ご自身が日常生活のなかで簡単に行うことができるため、歩行姿勢の改善に向けた基本的なステップとなります。

また、腹筋のトレーニングでは、急に激しい運動を始めると腰に痛みを感じる方もいるため、より簡単で安全な方法から始めます。

たとえば、ベッドで仰向けになっていただき、深く息を吸い込んだ後に、息を吐きながら腹部を引き締めるように指示します。これを「吹き矢を飛ばすイメージ」で行っていただき、腹圧を高めながら繰り返してもらうことによって、腹筋を安全に鍛えることができます。

こうして安全なトレーニングを繰り返すことで、無意識のうちに正しい歩行姿勢を身

岡野 夏樹 院長
整体院 望夢〜のぞむ〜
（大阪府東大阪市）

につけていただき、一時的ではなく日常生活でも患者様がその状態を維持できるように、当院では全力でサポートしています。

脊柱管狭窄症の男性が山登りできるまでに回復

これまでの施術のなかで印象に残っているのは、病院で脊柱管狭窄症と診断された60代〜70代の男性のケースです。趣味で山登りをされていたのですが、腰やお尻、足に痛みやしびれがあり、そのためにほとんど歩けなくなってしまったと嘆いていらっしゃいました。

脊柱管狭窄症は、普段の姿勢が非常に重要です。それは多くのケースで、体の歪みが積み重なることで狭窄が生じているからです。したがって、痛みを抑える薬や治療ももちろん大切なのですが、根本的な原因である姿勢や歪みを治していくことが、再発を防ぐカギとなります。

また、腰を痛めている方の多くは、ぱっと見は猫背のように映りますが、実際には腰椎が反っている〝反り腰〟の状態になっています。このような歪みを徐々に矯正し、働かせるべき筋肉を鍛えて正しい姿勢を取り戻すことが、腰痛治療の重要なポイントです。

実際にその男性は、当院の治療を週に1回30分、半年ほど施術を続けていただいたことで、最終的には山登りができるほど見事に回復されました。病院からは手術が必要と言われていたのですが、それを回避できたことも喜んでいただけました。

一時は歩くことさえままならず、本当につらそうな姿を見ているだけに、回復後のうれしそうなお顔が深く印象に残っていますし、私自身にとっても大きな成功体験になりました。

度重なるケガを経験したことで整骨院業界を目指す

私が整骨院業界を目指したきっかけは、小学4年生から始めたバスケットボールです。まわりにバスケ仲間が増え、毎日の練習が何よりの楽しみだったのですが、6年生のと

岡野 夏樹 院長

整体院 望夢～のぞむ～
（大阪府東大阪市）

施術前

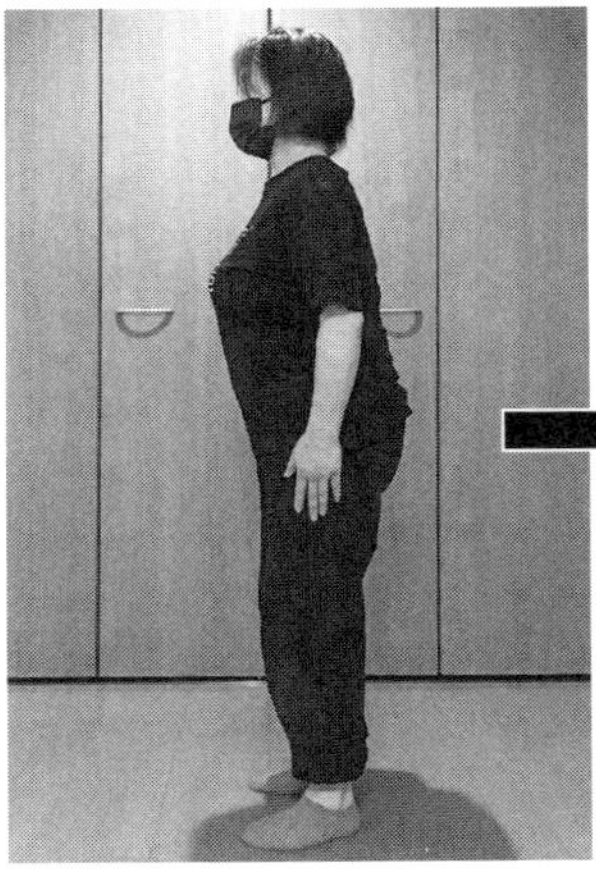

施術後

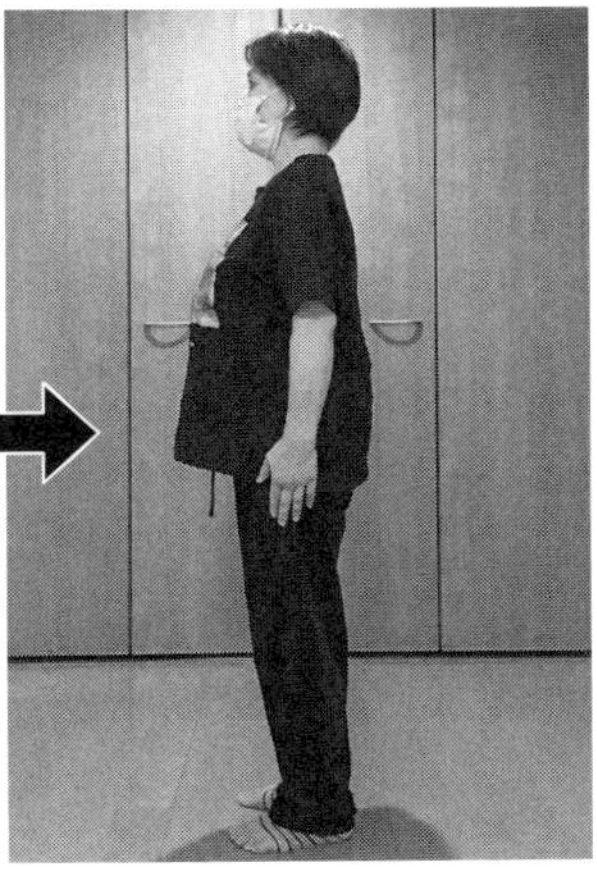

猫背になっていた姿勢が見事に矯正されたケース。

施術前

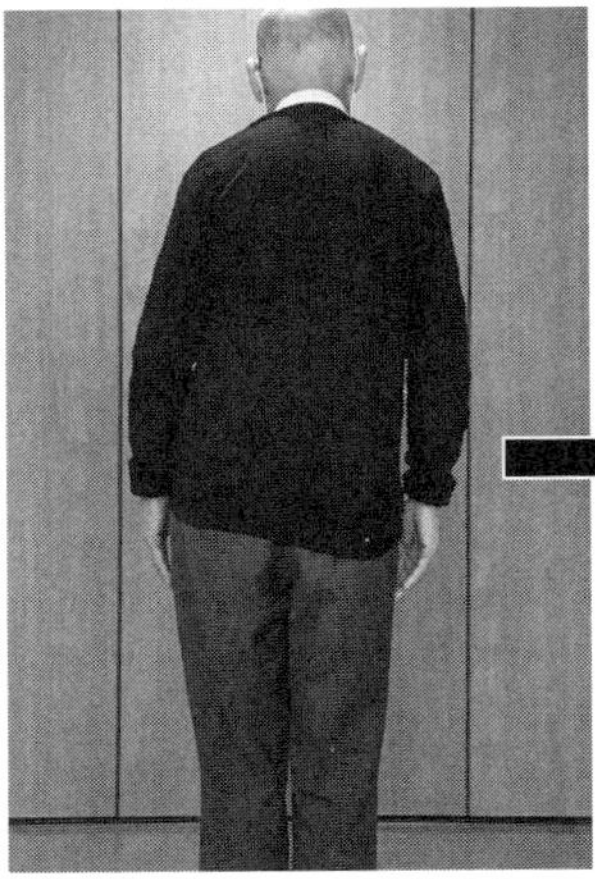

施術後

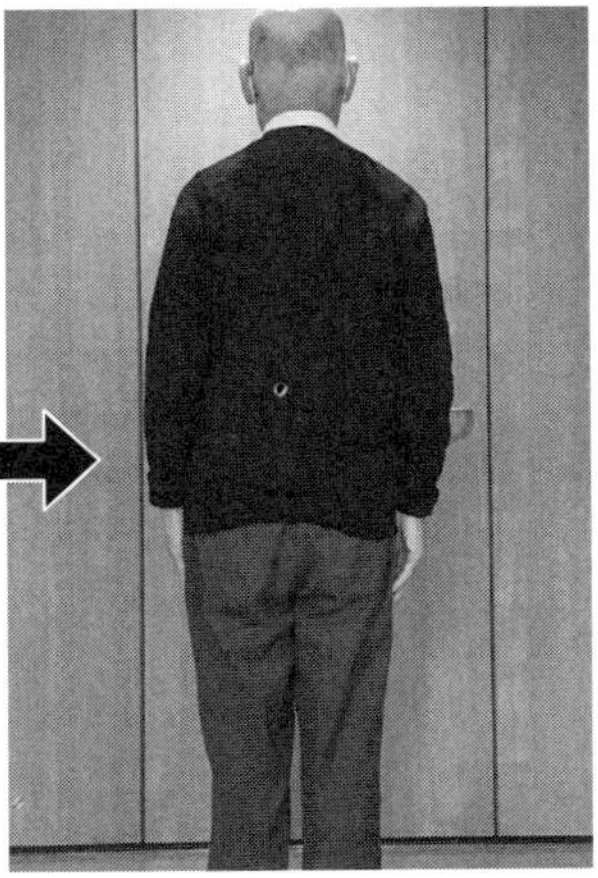

側湾症のため歪んでいた背骨が、繰り返し施術を受けることでまっすぐに矯正された。

きに膝に激痛が走りました。病院に駆け込んだ結果、知らされた診断名は「オスグッド・シュラッター病」です。成長期の子どもに多く見られるスポーツ傷害で、膝の下部にある骨が隆起して激しい炎症を起こします。その痛みは、長い間私を苦しめることになりました。

中学進学以降も痛みを抱える日々が続き、高校生のときにはついにアキレス腱まで負傷してしまいました。これが原因で、走ることすらままならなくなり、練習を休む日が増えるとともに、次第に深い孤独を感じるようになっていったのです。

何とかしなくちゃ――。

藁にもすがる思いで、友人が通っているという話を聞いて整骨院も訪れました。そこでは、たしかに施術直後は体が軽くなるのですが、しばらくすると膝やアキレス腱の痛みが再び私を襲います。そんな経験を重ねるにつれて、やや逆説的ではありますが、次第に私は整骨院の仕事に対する興味を深めていったのです。

「整骨院の仕事に就けば、スポーツ選手や痛みに苦しむ人々の支えになれるかもしれな

岡野 夏樹 院長
整体院 望夢～のぞむ～
（大阪府東大阪市）

い」

そんな思いから、整骨院を開業するための資格を取得するべく、私は専門学校へ入学し、この道を歩み始めました。**整骨院という場所が、私の人生に新たな光をもたらしてくれた**瞬間でした。

「腰痛の原因は腰にはない」という衝撃の事実

専門学校時代、私は整骨院でアルバイトをしながら学びましたが、卒業後は国家資格を取得してから正式に社員として勤務することになりました。

整骨院の正社員としての勤務が始まると、患者様への施術方法やコミュニケーションの取り方、そして整骨院運営のノウハウについて深く学びました。ところが、仕事を続けるなかで、健康保険にもとづく治療の限界に直面することになります。

多くの場合、治療は保険適用の範囲内でのマッサージにとどまり、患者様の本質的な改善には至らないことが少なくありませんでした。毎日通っても治らない患者様や、本気で治したくて来院される患者様を、根本から治すことができない。そんな現実を目の当たりにして悔しさや無力感を覚え、この業界に変革を起こしたいと、強く感じるようになったのです。

そんなある日のことでした。

初めて参加したセミナーで**「腰痛の原因は腰にはない」という衝撃的な事実**を知ったのです。

患部とは違う場所を施術することで症状が改善するという新たな視点に触れたことで、私の治療家としての考え方が根本から変わりました。

さっそくセミナーで学んだ技術を患者様に施術すると、驚くほどたくさんの方の症状が改善していきました。それこそ、今までどうしても治せなかった患者様を、どんどん治すことができるようになったのです。この成功体験は、私に治療家として大きな自信を与えてくれました。

こうして私は、より多くの人々を痛みから解放すべく、独立開業する決意を固めまし

岡野 夏樹 院長
整体院 望夢~のぞむ~
（大阪府東大阪市）

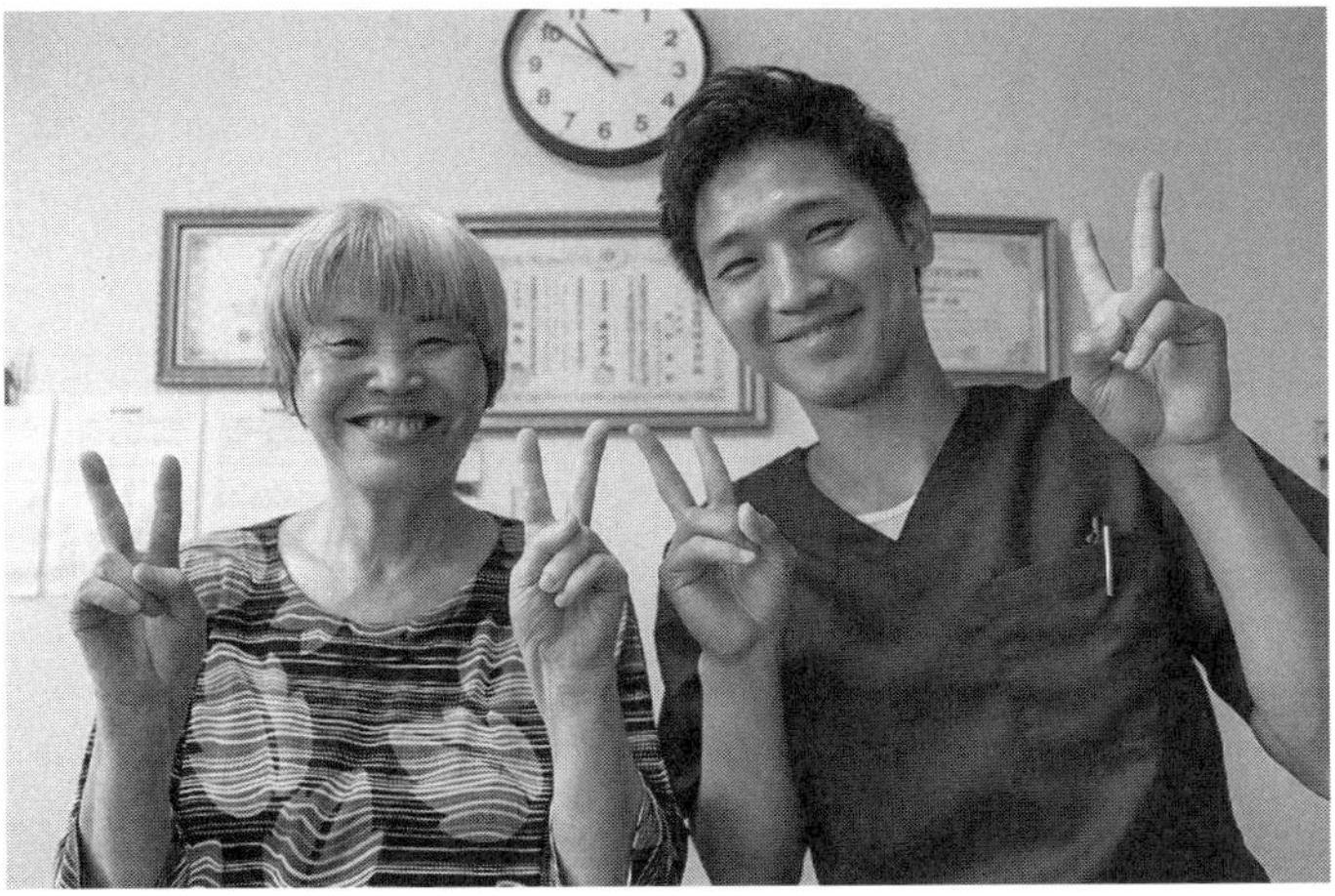

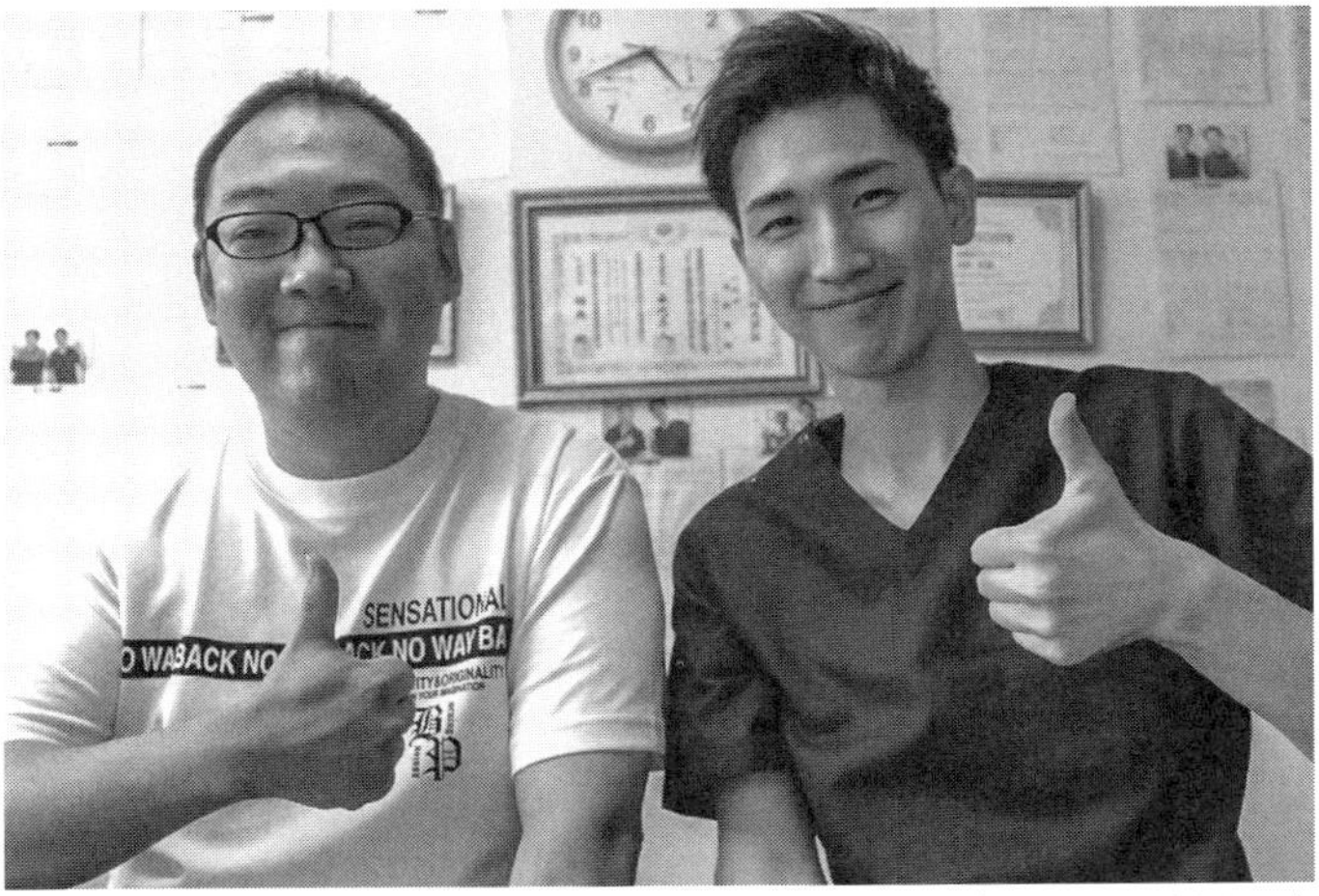

どこへ行っても治らなかった腰痛が改善する！　と評判を呼び、遠方からもたくさんの患者様が『整体院 望夢～のぞむ～』を訪れる。

た。私自身の整骨院を開業することで、患者様一人ひとりに合わせた真の治療を提供し、業界の新たなスタンダードを確立したい――。

そんな思いで今日に至っています。

町のかかりつけの整体院を目指す

多くの人が病院にかかりつけを持っている一方、整体院にはそのような概念がありません。このギャップを埋めるために、**整体の重要性と有効性を広く認知してもらうことが、私の新たな使命**です。

整体は単なる揉みほぐし以上のものであること、そして腰痛や肩凝りなどの一般的な症状が、実際には複雑な体のメカニズムに起因していることを、もっと多くの人に理解してもらいたい。

腰を揉んだだけで、腰痛が解消するわけではありません。

肩を揉んだだけで、肩凝りがなくなるわけでもありません。

岡野 夏樹 院長
整体院 望夢～のぞむ～
（大阪府東大阪市）

体の不調は、しばしばその部位以外の場所に原因があるからです。

このような基本的かつ重要な情報を広めることで、私たちはより多くの人々に正しい健康情報を提供し、最終的にはみなさまの健康寿命を延ばすことに貢献できると信じています。

『整体院　望夢～のぞむ～』は現在、本院である「東大阪院」のほか、大阪メトロ鶴見緑地線・今里筋線蒲生四丁目駅から徒歩5分の「城東蒲生院」、京阪本線香里園駅から徒歩5分の「寝屋川院」、近鉄大阪線河内山本駅から徒歩3分の「八尾院」と、合計で4つの店舗を展開しています。つらい痛みにお悩みの方は、ぜひ一度、ご相談ください。スタッフ一同、全力で施術させていただきます。

整体院
望夢～のぞむ～
（大阪府東大阪市）

腰痛の難治患者が最後に駆け込む 東大阪市の地域ナンバーワン整体院

『整体院　望夢～のぞむ～』は2018年の開業以来、東大阪市で圧倒的な施術実績を誇る地域ナンバーワンの腰痛専門整体院。どこへ行っても改善しないと諦めていた重症患者様だけを対象に施術しているという、たしかな自信が息づく。

目立つ看板を掲げることなく、高価な治療器具に頼ることもない。整体師としての手技と豊富な経験だけを頼りに、日々患者様と向き合っている。それでもSNSを通じて評判を呼び、福井県や千葉県など遠く離れた地域から足繁く通う患者様も多い。

治療をする上で一番大切にしているのは、患者様との信頼関係だ。岡野院長は「治療技術はたしかに重要ですが、それ以上に患者様との心のつながりがなければ治療の効果も半減してしまいます」と語ってくれた。

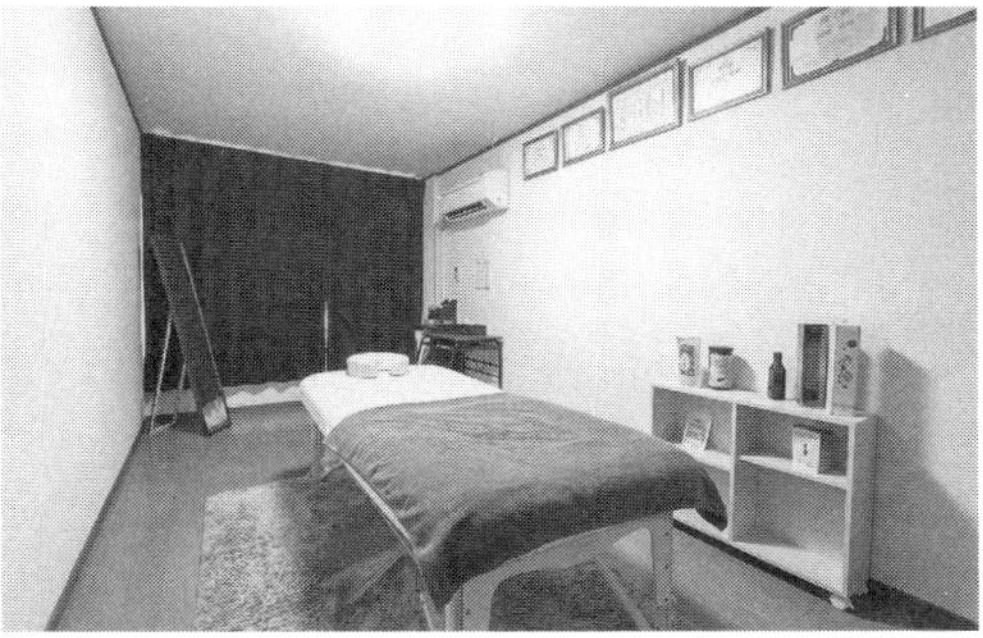

機械を使わず再発しない本物の技術力で
根本改善を行う。

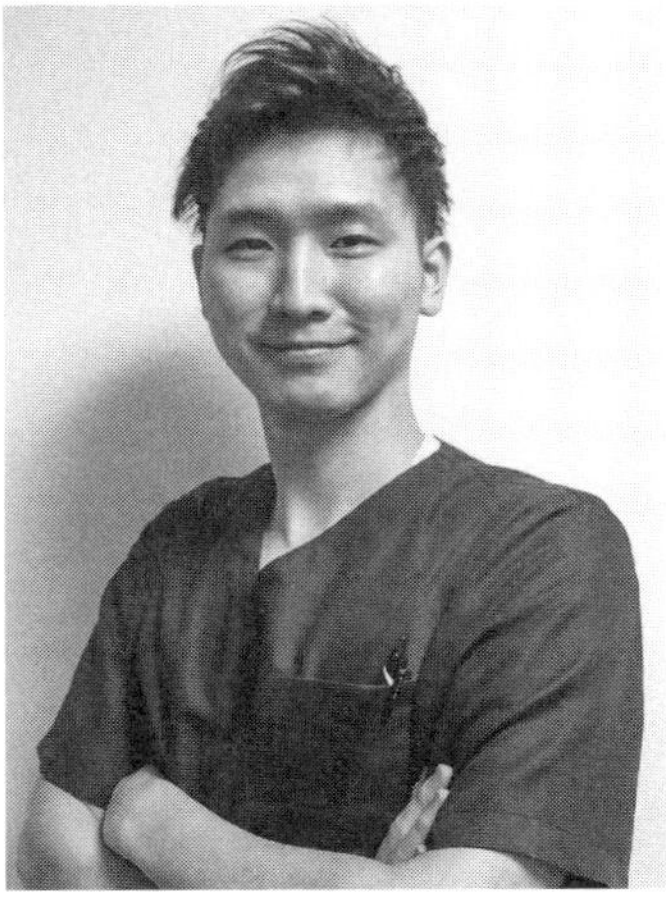

一人ひとりの患者様との信頼関係を大事にし、世の中に整体の認知や可能性を広げていく活動を行っている。座右の銘は「人生一度きり」。日本の健康寿命を延ばし、健康で幸せな人生作りのきっかけとなる整体院を目指している。

Information

整体院 望夢～のぞむ～

〒579-8048 大阪府東大阪市旭町2-5 エスティ・ビル旭町507号室

営業時間
平日／9:00～22:00
土日祝／9:00～22:00
休業日／不定休
※完全予約制

電 話 070-1805-4828
H P https://seitai-nozomu.com
Access 近鉄奈良線「瓢箪山駅」北側出口を出て徒歩6分

和久《わく》 貴幸《たかゆき》 代表

福島県郡山市

幸福堂わく整骨院

「ホットペッパービューティー」で
ユーザー評価No.1を獲得！
書籍・雑誌掲載など
話題沸騰の治療院

カウンセリングを柱に施術内容をカスタマイズ

福島県郡山市に店舗を構える『幸福堂わく整骨院』は、**「ひとりでも多くの人を幸せにする」「福島を元気にする」**を理念に掲げて施術を行っています。当院ではとくに**患者様とのコミュニケーションを大切にしており、それが最大のセールスポイント**となっています。

当院の施術の目的は、自然治癒力を高めて根本治療を目指すことにあり、そのためにも**体の土台となる骨盤矯正に力を入れています。**骨盤がしっかり安定していないと、背骨が歪みやすくなって、体のあちこちに痛みが出てしまうからです。さらに筋肉のバランスを整える筋肉施術も並行して行います。

患者様との「カウンセリング」で得られた情報をもとに、個々の症状に合わせて「骨盤矯正」と「筋肉施術」を組み合わせながら、悩みを根本的に解消するお手伝いをしています。

和久 貴幸 代表

幸福堂わく整骨院
（福島県郡山市）

初めての患者様の場合は、問診・検査、カウンセリング、施術にそれぞれしっかりと時間をかけますので、合計90分間となります。

来院されるとまず問診票を書いたり、血圧や体温、手足の温度差などを測ったり、姿勢や歩き方をチェックしたり、筋肉や関節の可動域を見たりといった基本的な流れのほか、患者様の症状に応じてさまざまな検査を行いつつ、和やかな雰囲気でコミュニケーションを取っていきます。

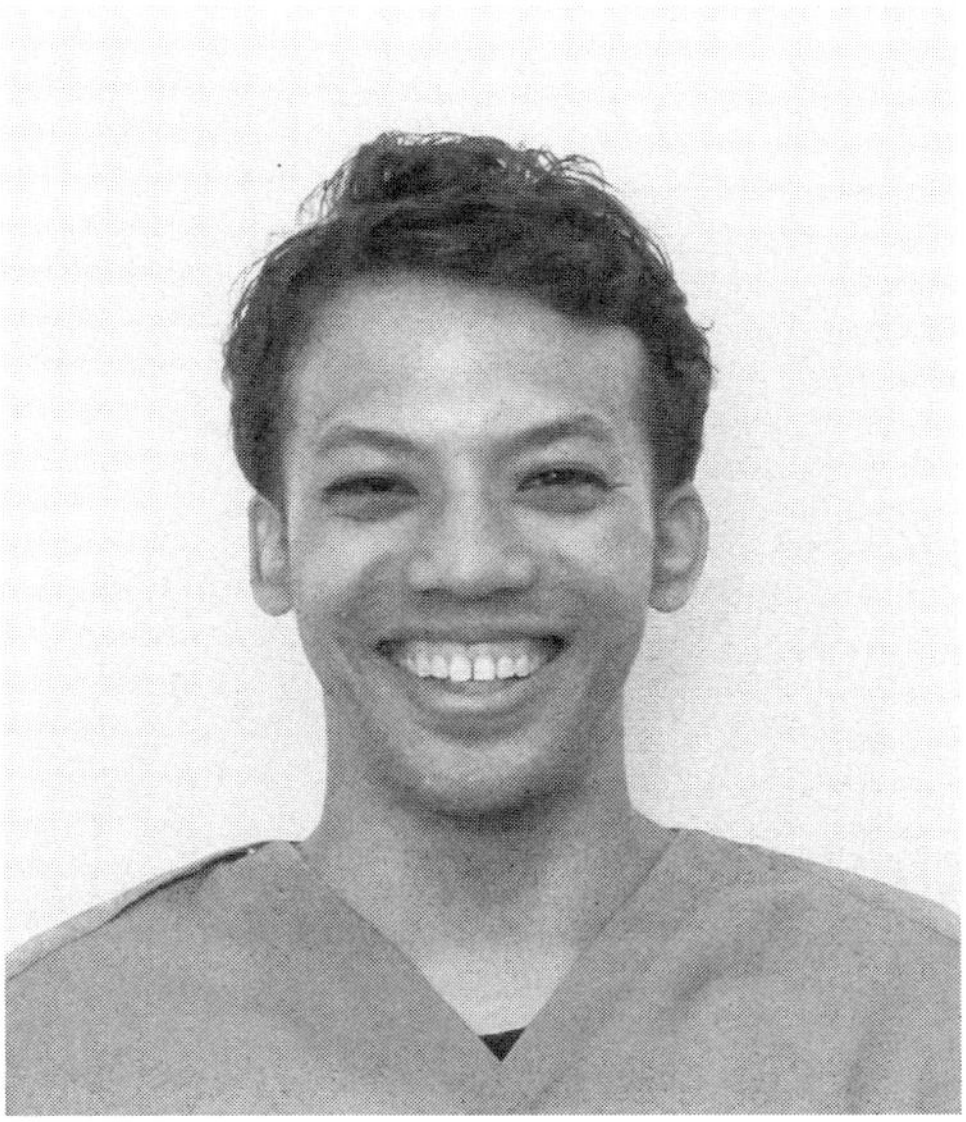
初診でのカウンセリングに十分な時間をかけ、患者様の悩みに寄り添う和久貴幸代表。

その後、あらためてカウンセリングの時間をしっかりと別枠で確保し、お悩みの症状の根本的な原因となっているのは何かを徹底して探るとともに、今後の施術の方針や方向性を固めていきます。

お互いに納得する〝win―win〟の関係で治療を進める

カウンセリングでは、患者様がご自身の体の状態を理解できるように説明し、「これからこうなる可能性があるので、こういう方向で治していきましょう」という治療計画をはじめ、治療にかかる期間や通院頻度に至るまで、心から納得していただけるように努力しています。

ただ、お悩みの本当の原因というのは、どこにあるのかわかりません。患部に原因があることのほうがむしろレアケースです。骨盤の歪みが原因という患者様が多いものの、なかには内臓の不具合から来ている場合もあります。**当院では原因がわからなければ治療には進みません。**その場しのぎで痛みだけを取り除いても、必ず繰り返してしまうからです。

このように、当院ではお互いにｗｉｎ―ｗｉｎの関係でなければ何も始まらないと考

和久 貴幸 代表
幸福堂わく整骨院
（福島県郡山市）

えていますので、自然と最初のカウンセリングで徹底して患者様の声に耳を傾ける、という現在のスタイルが確立していきました。

治療を始める前から涙を流される患者様も

たとえば、いつ頃から痛くなったかを尋ねると、1、2週間前からと認識している方も多いのですが、自覚症状が出ているということは、すでに体が悲鳴を上げている状態です。体の内部には、それよりずっと前から悪くなる原因があったはずなので、最初に違和感を感じたタイミングをできるだけ聞き取るようにしています。

また、今現在痛みが出ている場所とは違うところに症状が出たかどうか、たとえば頭痛やめまい、吐き気、生理痛、不眠といった関連症状がなかったかを注意深くうかがうと、じつはずっと以前、それこそ二年前、三年前から悪くなっていた、というケースがよくあります。

こうしてカウンセリングでいろいろお話を聞いていると、「今までこんなに話を聞いてもらったことはなかった」と、みなさま感激されます。とくに長い間ずっとつらい症状に耐えてきた患者様のなかには、こちらが「きっと良くなりますよ」と伝えると、まだ治療も始まっていないのに「ここに来てよかった」「治るまでずっと通い続けます」と、涙を流される方もいらっしゃいます。

実際、病院では手術をするしかないと言われたけれど、当院の施術を受けて手術を回避できたケースも少なくありません。また、どこへ行っても治らないのでなかば諦めかけていたり、治療に対して疑心暗鬼になっていたりしたところに、当院で「治る」という確証めいた感触を得ることで、一気に安心されるという面もあると思っています。そして何より、患者様にとっては「この痛みやつらさをようやくわかってもらえた」という感動が大きいのではないでしょうか。

おかげさまで開業して1、2年後あたりから、ホットペッパービューティーやエキテンといったサイトで、数ある治療院のなかからユーザー評価ナンバー1を獲得できるようになりました。

クチコミの内容は、たとえば「痛みがなくなった」「体がラクになった」「接客が丁寧」

和久 貴幸 代表
幸福堂わく整骨院
（福島県郡山市）

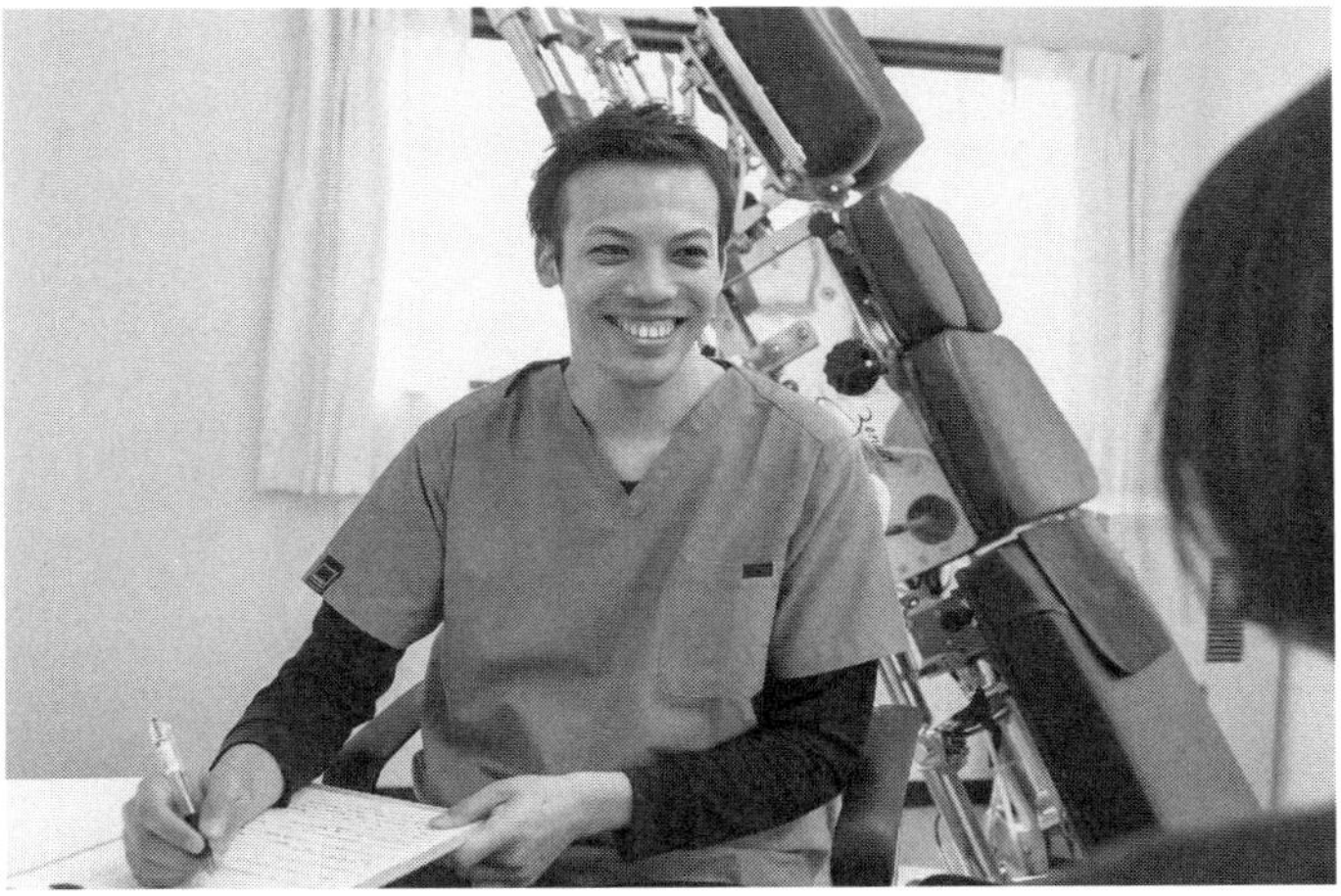

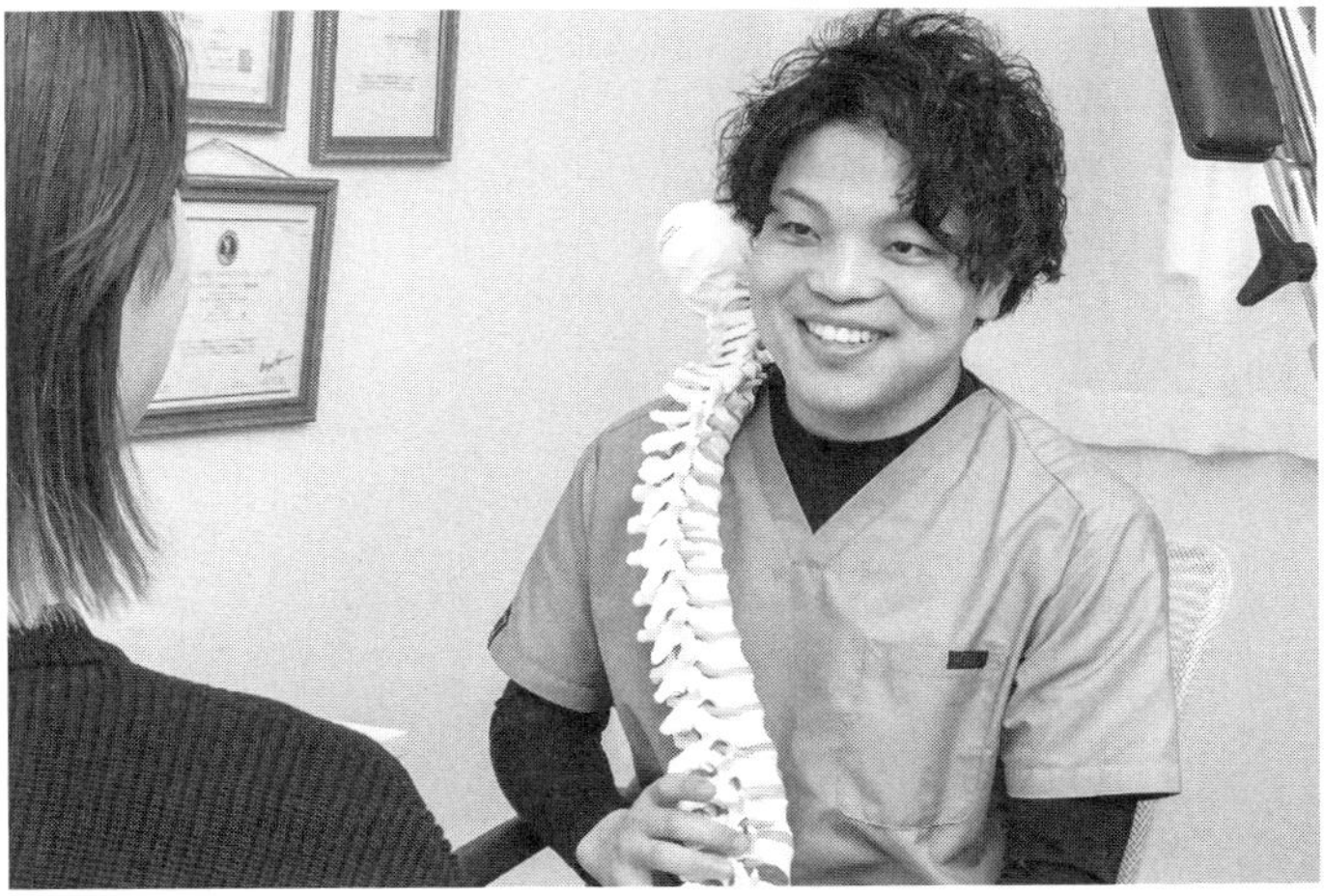

和久代表だけでなく、すべてのスタッフが問診・検査・カウンセリングを徹底的に行って施術に当たっている。

といった評価のほかにも、ありがたいことに「話を親身になって聞いてくれる」など、カウンセリングに対する高評価もたくさんいただいています。

無痛で体に優しいトムソンテーブルを使った骨盤矯正

当院では、開業当時から福島の治療院では珍しい**「トムソンテーブル」という骨盤矯正の専用ベッド**を導入しています。このベッドは、カイロプラクティックの技術であるトムソンテクニックを使用するために、その名がつけられています。

骨の矯正といえば、「ボキボキ」と音を鳴らす治療をイメージされるかもしれませんが、とくに「スラスト法」と呼ばれる頸椎への急激な回旋進展操作は、厚生労働省が禁じているほど高いリスクが伴います。

一方、トムソンテーブルは、事前に触診をしっかり行っておけば、まわりの筋肉や軟部組織などを傷つけることなく、特定の部位を狙ってピンポイントで矯正することができます。

和久 貴幸 代表
幸福堂わく整骨院
（福島県郡山市）

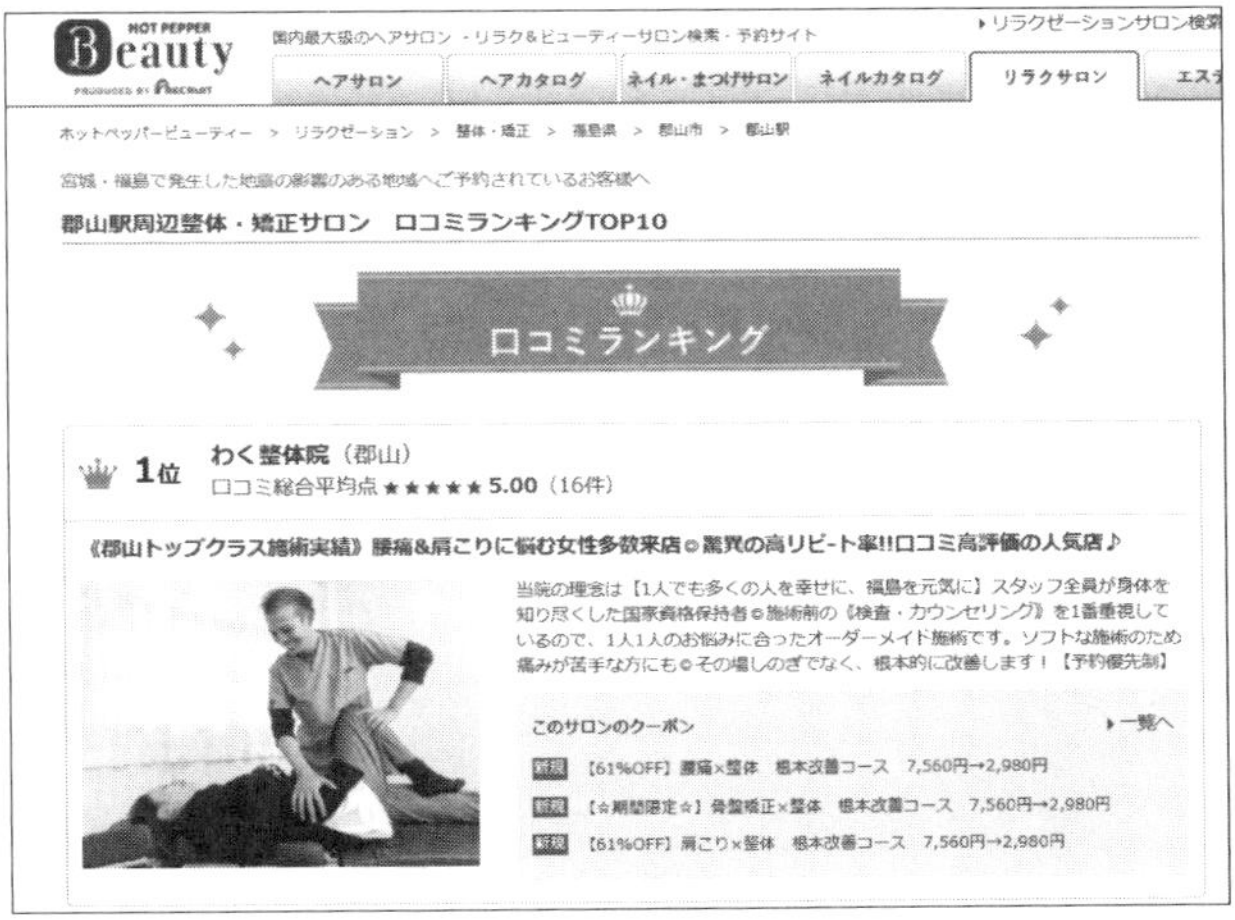
HOT PEPPER Beauty
国内最大級のヘアサロン・リラク&ビューティーサロン検索・予約サイト
リラクゼーションサロン検索
ヘアサロン
ヘアカタログ
ネイル・まつげサロン
ネイルカタログ
リラクサロン
ホットペッパービューティー > リラクゼーション > 整体・矯正 > 福島県 > 郡山市 > 郡山駅
宮城・福島で発生した地震の影響のある地域へご予約されているお客様へ
郡山駅周辺整体・矯正サロン 口コミランキングTOP10
口コミランキング
1位 わく整体院（郡山）
口コミ総合平均点 ★★★★★ 5.00（16件）
《郡山トップクラス施術実績》腰痛&肩こりに悩む女性多数来店◎驚異の高リピート率!!口コミ高評価の人気店♪
当院の理念は【1人でも多くの人を幸せに、福島を元気に】スタッフ全員が身体を知り尽くした国家資格保持者◎施術前の《検査・カウンセリング》を1番重視しているので、1人1人のお悩みに合ったオーダーメイド施術です。ソフトな施術のため痛みが苦手な方にも◎その場しのぎでなく、根本的に改善します！【予約優先制】
このサロンのクーポン
一覧へ
新規 【61%OFF】腰痛×整体 根本改善コース 7,560円→2,980円
新規 【☆期間限定☆】骨盤矯正×整体 根本改善コース 7,560円→2,980円
新規 【61%OFF】肩こり×整体 根本改善コース 7,560円→2,980円

ホットペッパービューティーで郡山周辺の治療院のクチコミランキング1位を獲得！

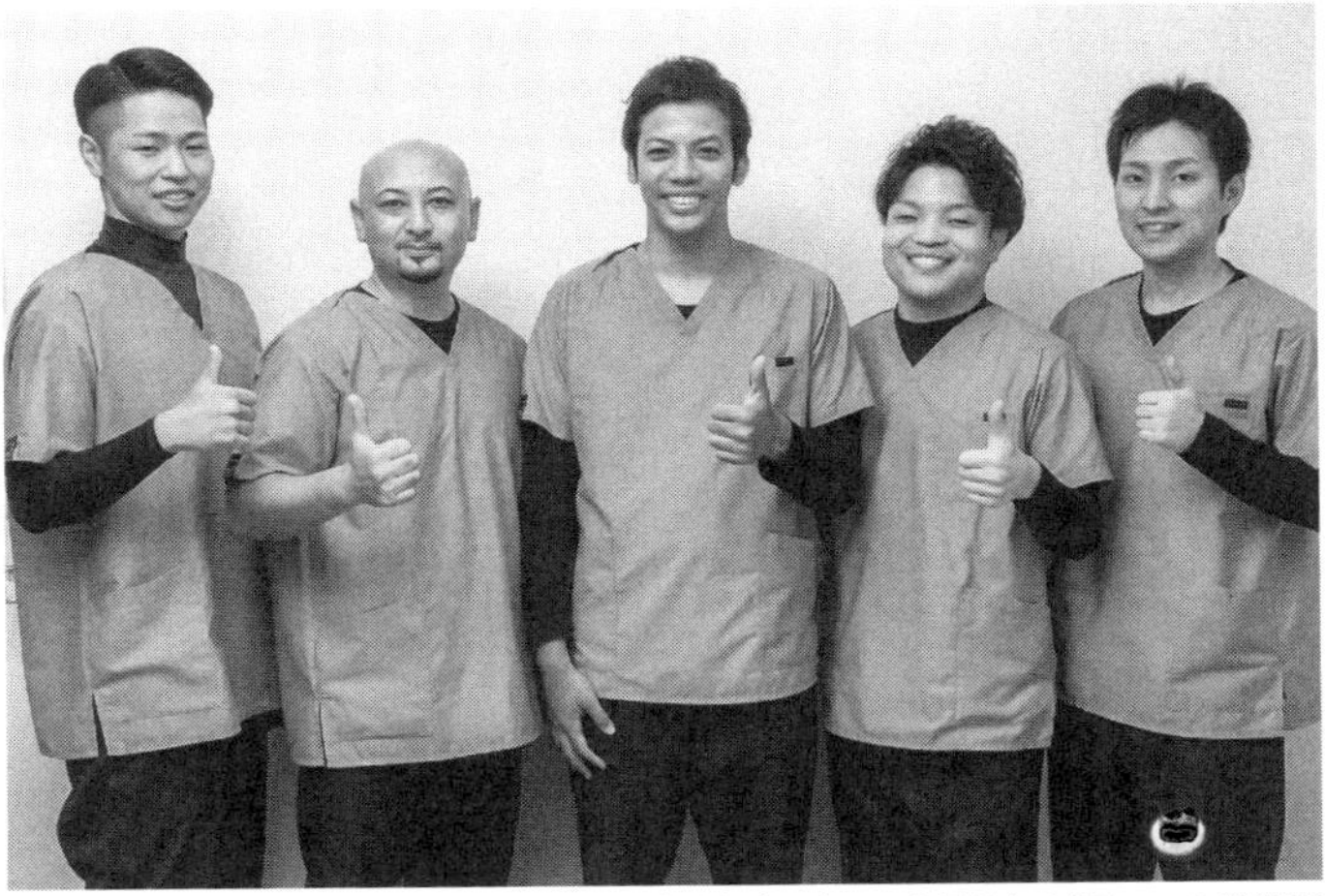

日頃からスタッフ教育を徹底しているため、誰が担当になっても同じクオリティーの施術が受けられる。

このテーブルは、首、背中、腰、骨盤の4つの部分に分かれており、空気圧によってそれぞれ独立して動かすことができます。たとえば、空気圧で腰の位置を上昇させたあと、その位置から重力と患者様ご自身の体重で下がることにより、歪みが矯正されていくという仕組みです。

自然の力を利用するので患者様にとっては体への負担が少なく、子どもさんからご高齢者の方まで、安全で効果的な治療が可能になります。初めてトムソンテーブルを体験される方は、ガチャンガチャンと鳴る機械的な音に驚かれることもありますが、慣れてくると強制的に動かされているような不快感がなく、とても快適という声をよくいただいています。

ただ、ひょっとしたら、「ボキボキ」という治療のほうが、体感的にはすっきりするというご意見があるかもしれません。それでも、実際にはトムソンテーブルで行う矯正のほうが効果的であると、さまざまな検査データによって実証済みであり、何より安全性に至っては比べるべくもありません。

実際の施術では、トムソンテーブルで体の歪みを矯正する一方、通常の平たいベッド

和久 貴幸 代表
幸福堂わく整骨院
（福島県郡山市）

では、おもに筋肉の左右差や前後（腹筋と腰の筋肉など）の差のバランス調整を行います。具体的には、血液やリンパの流れを良くしたり、背骨の動きを改善したり、可動域を広げた状態で矯正したりしています。

こうして一つひとつ患者様の体や症状に応じてカスタマイズしながら治療メニューを設計し、施術を進めていきます。

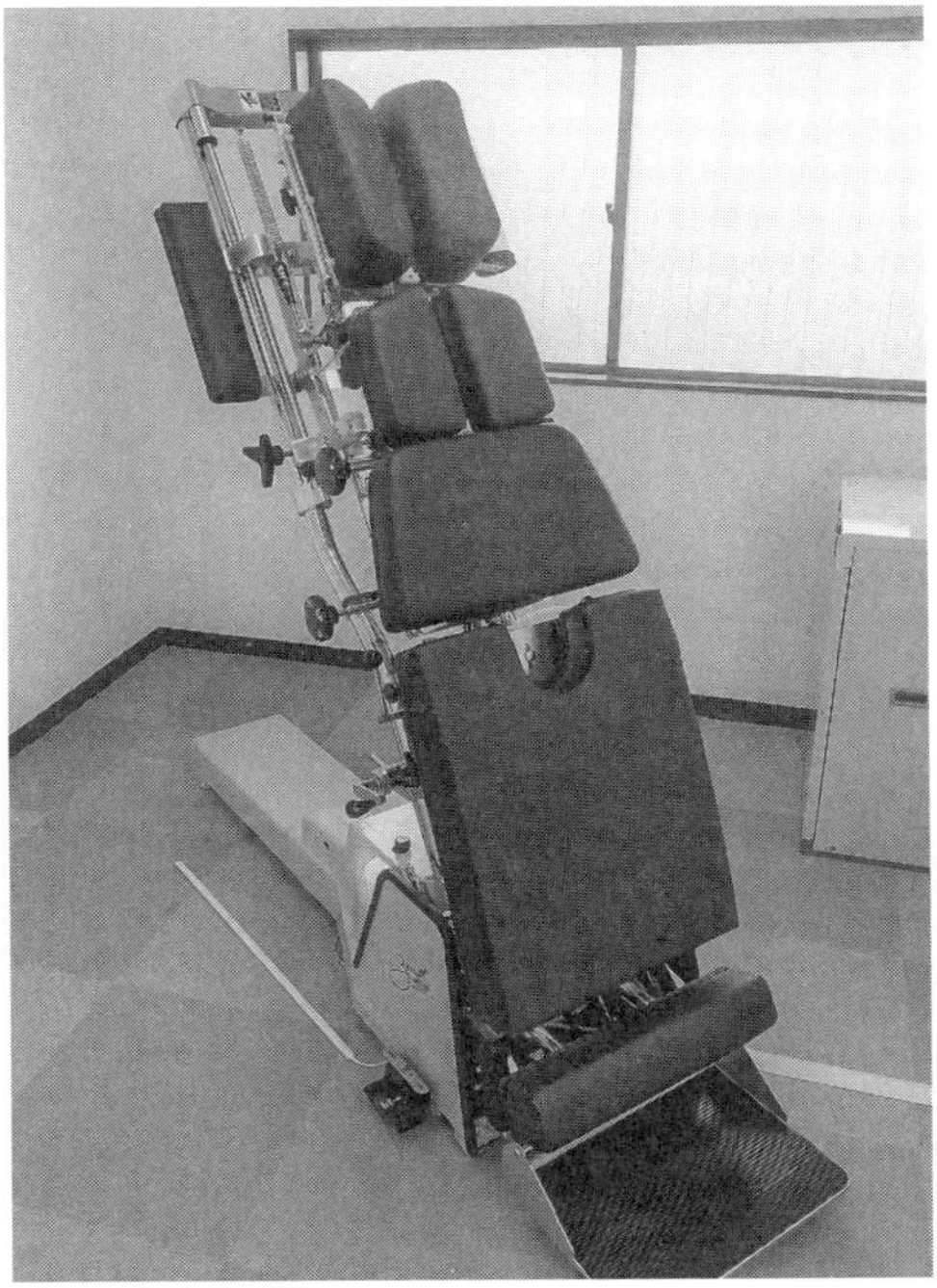
骨盤矯正の専用ベッド「トムソンテーブル」。

当院は現在、郡山市と福島市で2店舗を構えていますが、いずれもトムソンテーブルを設置しています。最小の力で最大の効果を発揮させるには、施術前の緻密な調整が欠かせないため高度な知識と経験が必要ですが、誰が担当になっても常に同じクオリティーの治療を提供できるよう従業員教育にも力を入れています。どちらの店舗に来ていただいても同様の治療が受けられますので、ご安心ください。

体成分の分析装置を使って体の内側の状態を把握する

当院では、「ダイエット整体」という治療メニューを筆頭に、**標準的な治療においても「In Body（インボディ）」という体成分分析装置を導入**しています。世界中の医療機関や研究施設だけでなく、プロ野球の全球団が導入している信頼性の高い機器で、この計測器を使うと体の水分量、タンパク質の割合、ミネラルレベル、筋肉のバランス、内臓脂肪レベルなど、多岐にわたる健康指標を測ることができます。一般的な体重計にも、体脂肪率やBMIなどが表示される機種を見かけますが、そうした機器のとんでもなく高精度なバージョンと考えていただくとわかりやすいでしょう。

筋肉のバランスや骨の歪み、関節の可動域といった問題は、体の外側から治療できま

和久 貴幸 代表
幸福堂わく整骨院
（福島県郡山市）

すが、体内のタンパク質を治療で増やすことはできません。しかし、どれだけ骨盤矯正をして体が整ったとしても、必要なタンパク質が不足していると支える筋肉も少ない状態なので、再び骨格が歪みやすくなります。また、ミネラルバランスも重要で、これが崩れると痛みが出やすい体になってしまいます。

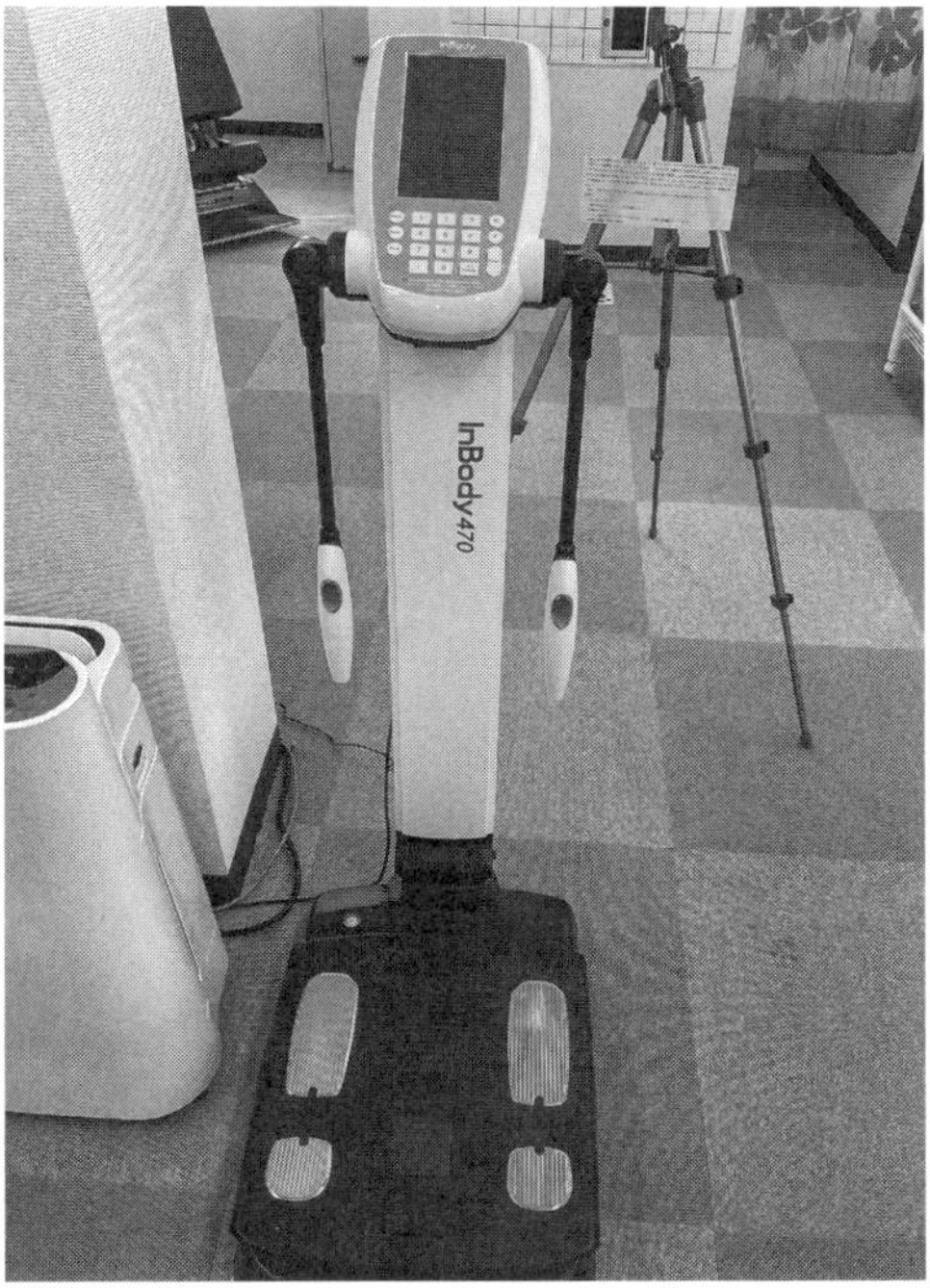

体成分分析装置「In Body（インボディ）」を用いて栄養面でのサポートも行っている。

したがって、当院では患者様の体の内部の状態を詳細まで把握するとともに、たんぱく質やミネラルなど、どの栄養素がどの程度欠けているのかを伝えながら強い体を作るための適切なアドバイスを行っています。

新しい分野の治療としては、**遺伝子解析を用いた個別化医療を導入**しています。体の〝いま〟の状態は、すでに紹介した「In Body」で知ることができますが、遺伝子を分析することで、実際に太りやすい体質（糖質なのか脂質なのか）であったり、筋肉がつきやすい、あるいはつきづらい体質であったりという情報が明らかになるため、**これまで以上に一人ひとりの体質に合わせた最適な治療**ができるようになると期待しています。

さらにどういった運動をすればより効果的か、何を食べれば健康になるかなどもわかるため、栄養学からのアプローチとあわせて、個別化医療という面からも患者様の健康と生活の質を根本から改善できるような治療院にしていきたいと考えています。

産前産後の骨盤矯正で人生をエンジョイしてほしい

当院は骨盤矯正に主軸を置いていますが、そのなかの大きな柱として、**産前産後の骨盤矯正と交通事故後の治療にも力を入れています。**

和久 貴幸 代表
幸福堂わく整骨院
（福島県郡山市）

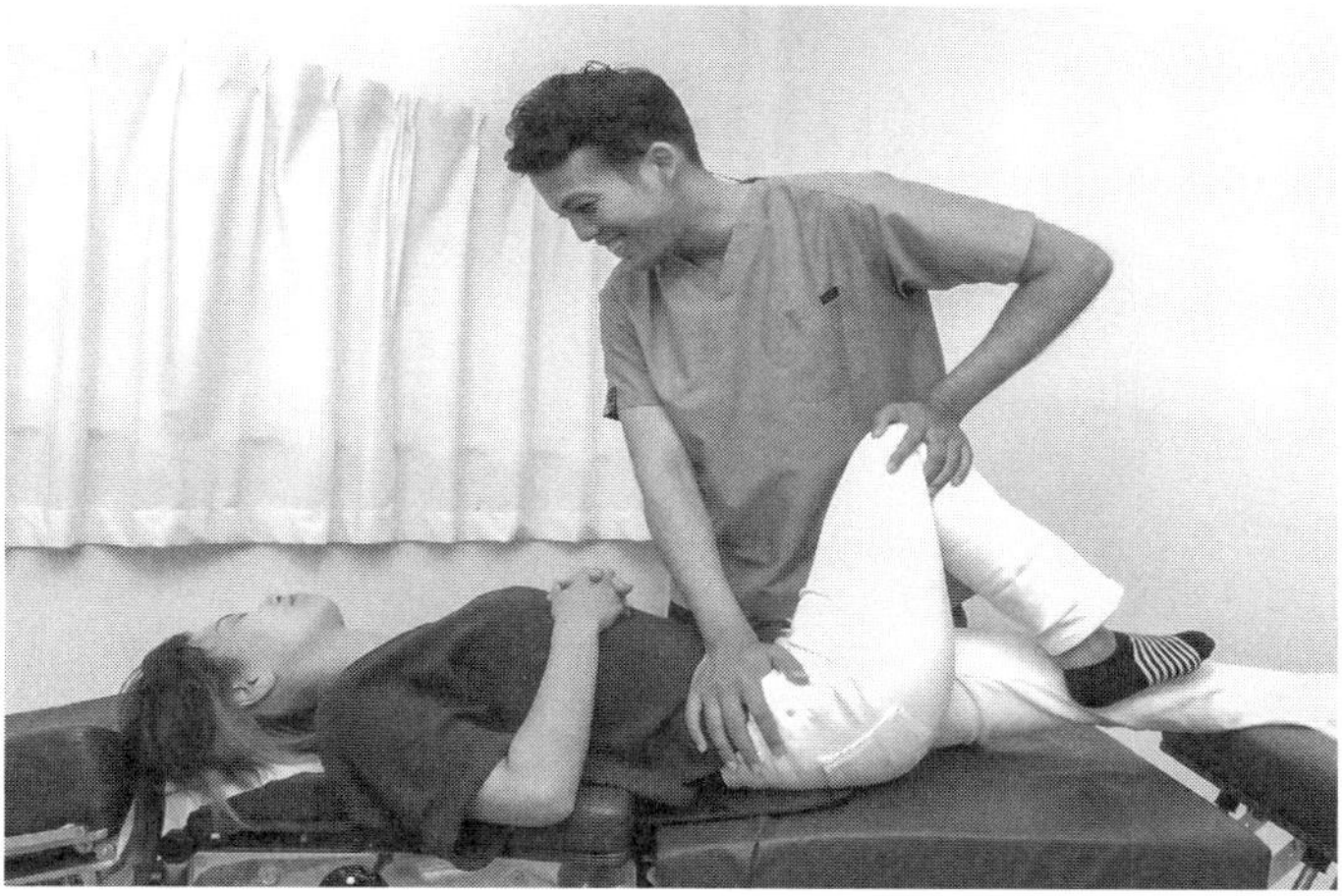

患者様の体や症状に応じて一つひとつカスタマイズしながら治療メニューを設計している。

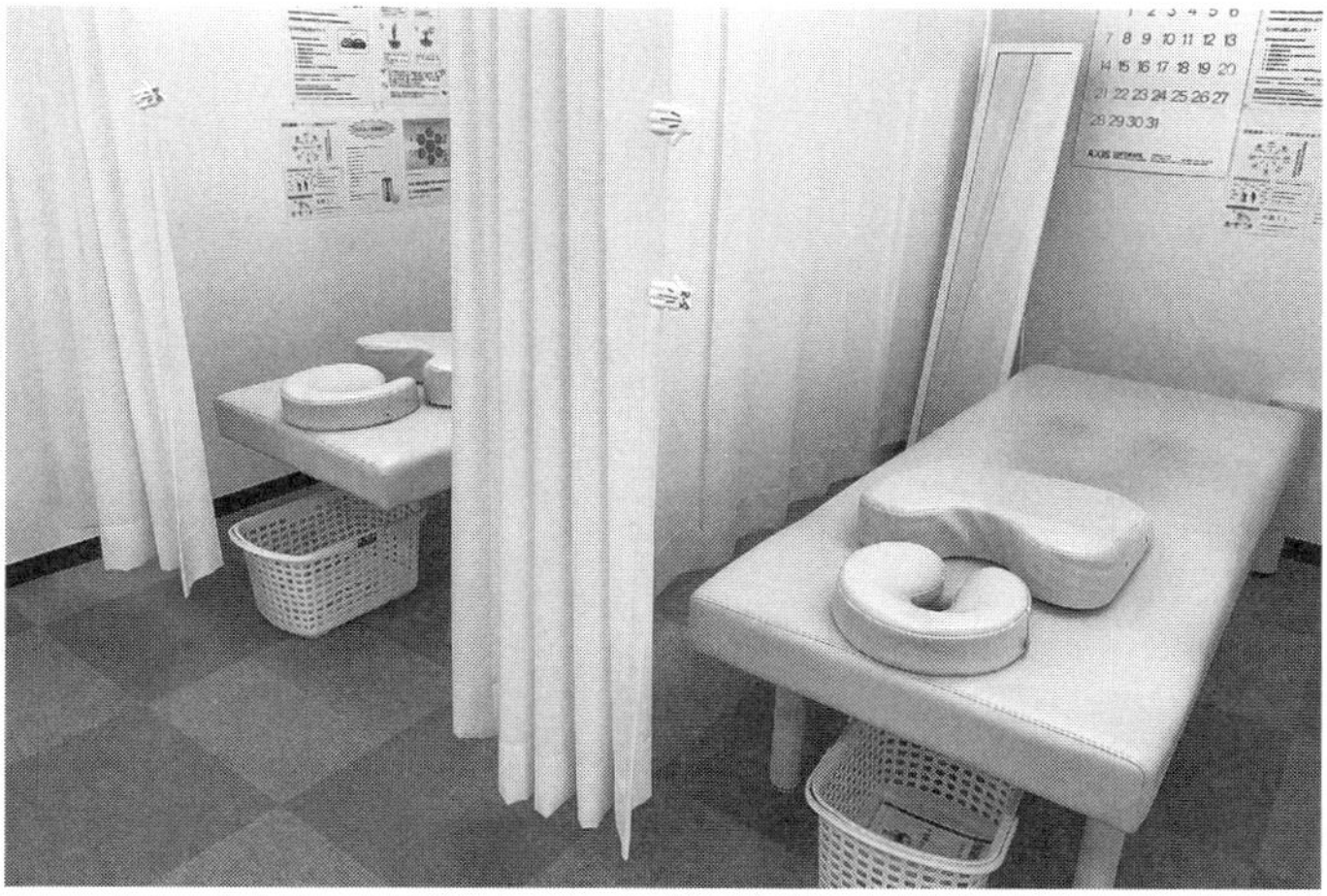

おもに筋肉の左右差や前後差のバランス調整などに使われる治療用ベッド。

産後の治療は、出産後約1カ月から可能です。とくに出産後の骨盤矯正は、女性にとって重要なケアの一つと言えます。出産によって骨盤が開くと、自動的に元に戻るわけではなく、時には歪んだままの状態で固定されてしまうこともあります。そのまま放っておくと、5年後、10年後の体の状態に影響し、更年期障害の早期発症にもつながると考えられていますので、適切な時期に適切な治療を行うことがとても大切です。

産後だけでなく、妊娠中のつわりなどの軽減にも骨盤矯正は役に立ちます。妊婦さんが整体院へ行くことに抵抗を感じる方も多いと思いますが、当院では経験豊富なスタッフが症状に応じた治療を提供することで痛みや不快感を和らげ、妊娠中も快適に過ごしていただけるよう努力しています。

また、骨盤をしっかり整えると妊娠しやすい体になりますので、当院ではそのお手伝いもしています。実際に、不妊治療を長年続けていた方が、当院での治療を最後の手段として試みた結果、無事にお子さまを妊娠することができたという、うれしいご報告をいただいたこともありました。こうした一つひとつの患者様の喜びの声が、私たちにとって大きな励みになっています。

和久 貴幸 代表
幸福堂わく整骨院
（福島県郡山市）

一方、交通事故後のケアも、同じように重要です。事故による急激な体の歪みがひとたび固定されてしまうと、あとから治療が難しくなってしまうからです。

交通事故の場合、病院と並行して治療を受けることができるのですが、知識が不足している治療院だと、あとから保険の適用外と言われるリスクがあります。そのようなことにならないよう、当院では全従業員が知識面のフォローアップを行い、患者様が保険適用を受けられるようにアドバイスをします。さらに顧問弁護士と提携し、必要に応じて適切な法的サポートを提供しています。

東日本大震災のボランティア経験が治療理念の礎を築いた

私は専門学校で学んでいた頃から開業を考えていましたが、じつは一番のきっかけになったのは東日本大震災です。震災当時、私はまだ専門学校の学生で国家試験を受けたばかりというタイミングでしたが、いてもたってもいられず被災地に赴き、仮設住宅や避難所となっていた体育館などで無料のマッサージや治療を行うボランティアに参加しました。

とくに長時間同じ姿勢で過ごすことを強いられた高齢者や体が弱ってしまった方に対して、骨盤や体の歪みを緩和することが、どれほど役に立つかを実感しました。

また、心の状態が体に大きな影響を与える様子を目の当たりにして、**ストレスが体の歪みや筋肉の硬化、関節の可動域の減少に直結**していることを学びました。

元気がなく、笑顔もない当時の被災者のみなさまの顔は、今でも目に焼きついていて離れません。この経験を通して「ひとりでも多くの人を幸せにしたい」「福島を元気にしたい」という現在の治療理念につながる想いが強くなりました。

すでにお話しした通り、当院では患者様とのコミュニケーションを重視し、治療前にはしっかりとインフォームドコンセントを行い、患者様に納得していただいた上で治療を進めます。このようなアプローチは、**震災時に経験したボランティア活動が揺るぎない基盤**となっています。

和久 貴幸 代表

幸福堂わく整骨院
（福島県郡山市）

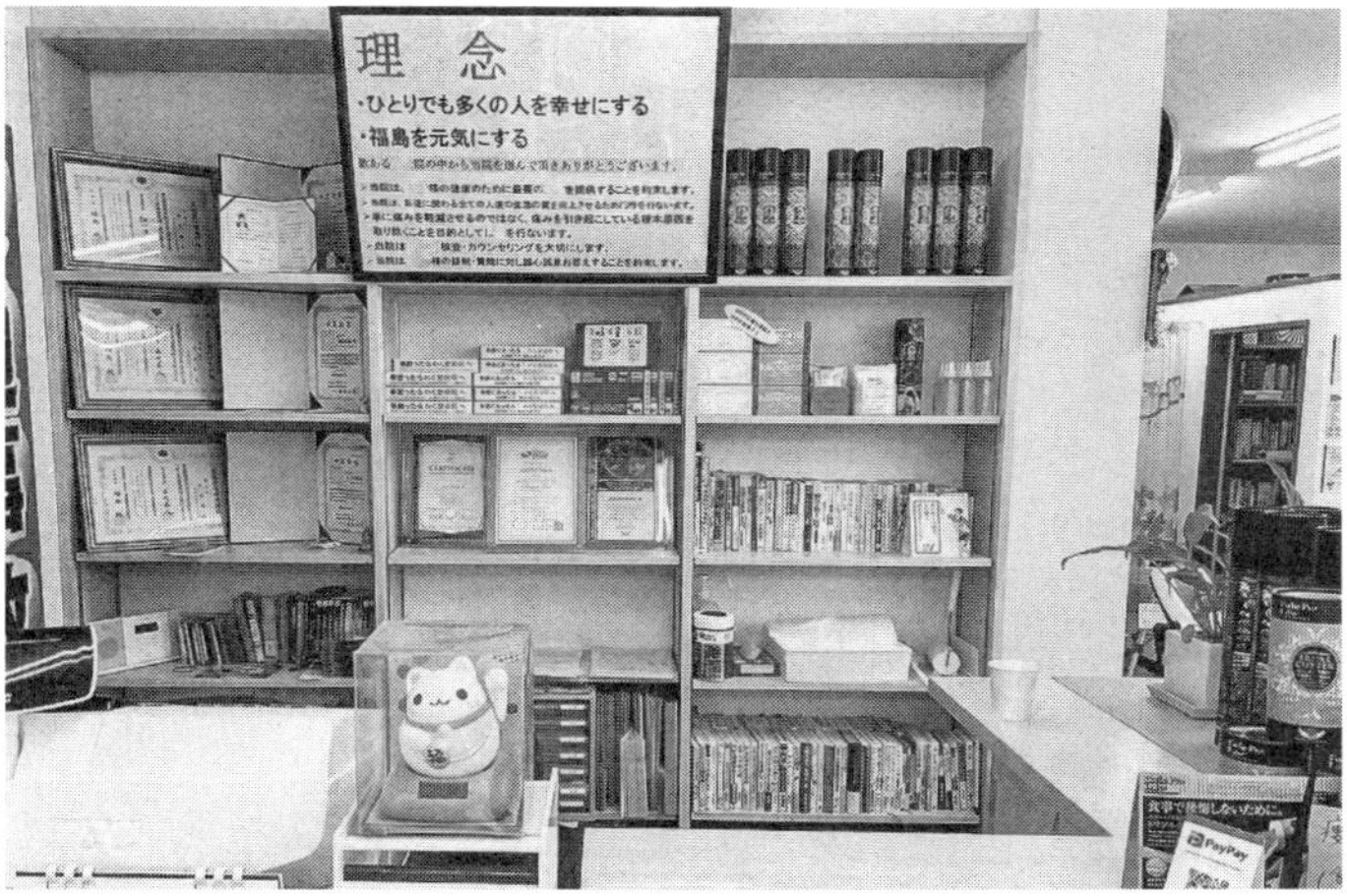
理 念
・ひとりでも多くの人を幸せにする
・福島を元気にする

受付には『幸福堂わく整骨院』の治療理念が掲げられている。

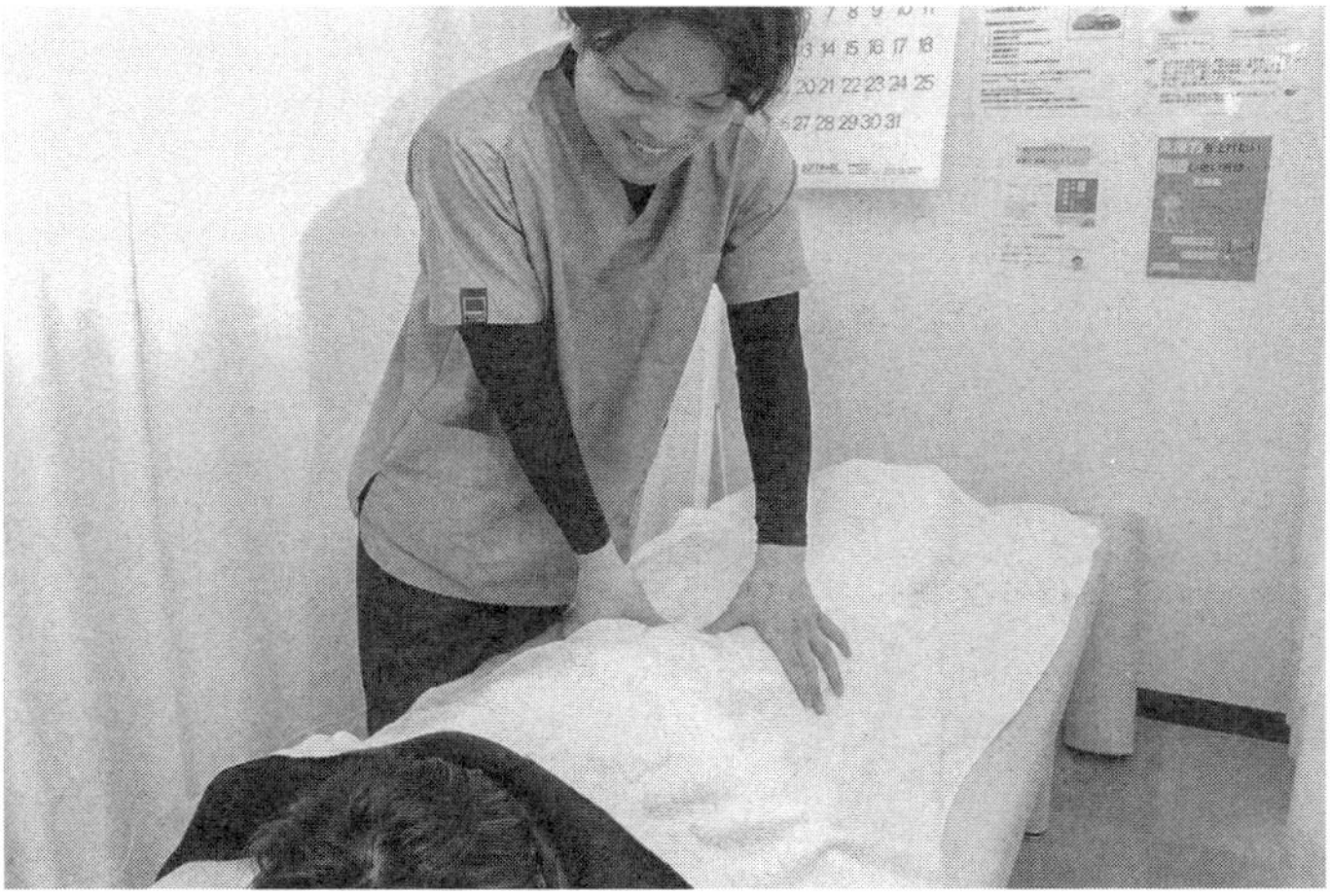

決してその場しのぎの治療で終わらせず、患者様とともに根本治療を目指す。

患者様の人生の質を高める治療院

現在、当院は**本院と分院の2つの店舗**があります。

本院が4床、分院のほうは3床となっていて、近い将来にもう1店舗増やす計画もあります。今後、事業を拡大していこうとしていくなか、治療のレベルを底上げしていくためにも、従業員教育はますます大切になっていきます。

私はスタッフに対して、「患者様一人ひとりの人生の質を向上させよう」と、よく話しています。たしかに、目の前の痛みを取り除くことは当院の大きな役割ですし、患者様のご希望とも合致します。それでもスタッフには、いま一度患者様の目線に立ち、痛みが消えたその先の人生を想像してみてほしいのです。

仮に、膝に痛みを抱える患者様が来院されたとしましょう。最初のカウンセリングの場では、目の前の症状だけにとらわれると見過ごされがちですが、そこで痛みの背景や、その奥にある実際の生活環境、人間関係などを想像しながら**「治ったら何がしたいですか」と尋ねることで、患者様が心の奥にしまっていた本来の望みがわかる**ということが

和久 貴幸 代表
幸福堂わく整骨院
（福島県郡山市）

よくあります。

たとえば、「じつは膝が治ったら山登りがしたい」といったように。

するとその瞬間、膝の痛みを取り除くだけではなく、「山登りができる膝に戻す」ことを目標に治療を進めることができるのです。

同じ1時間でも、その内容によって時間の質は変わります。膝の痛みを気にしながら過ごす1時間と、何か夢中になれることに打ち込む1時間。体験の質がまったく違います。これが生活の質に直結し、結果として人生の質を向上させるのです。

私たちの治療は、たとえるなら玉ねぎの皮を一枚一枚はがしていくように、幾重にも重なった患者様の悩みを一つひとつ解決していくイメージを描いています。小さな改善が積み重なって、最終的には人生という大きな変化につながる。それがすべての患者様に対する当院のアプローチです。

治療の成果として患者様が回復されたとき、その笑顔を見るたびにこの仕事をしていてよかったと心から感じます。だからこそ、一人ひとりに寄り添い、その人らしい幸せを築くお手伝いをしていくことが、私たちの使命だと考えています。

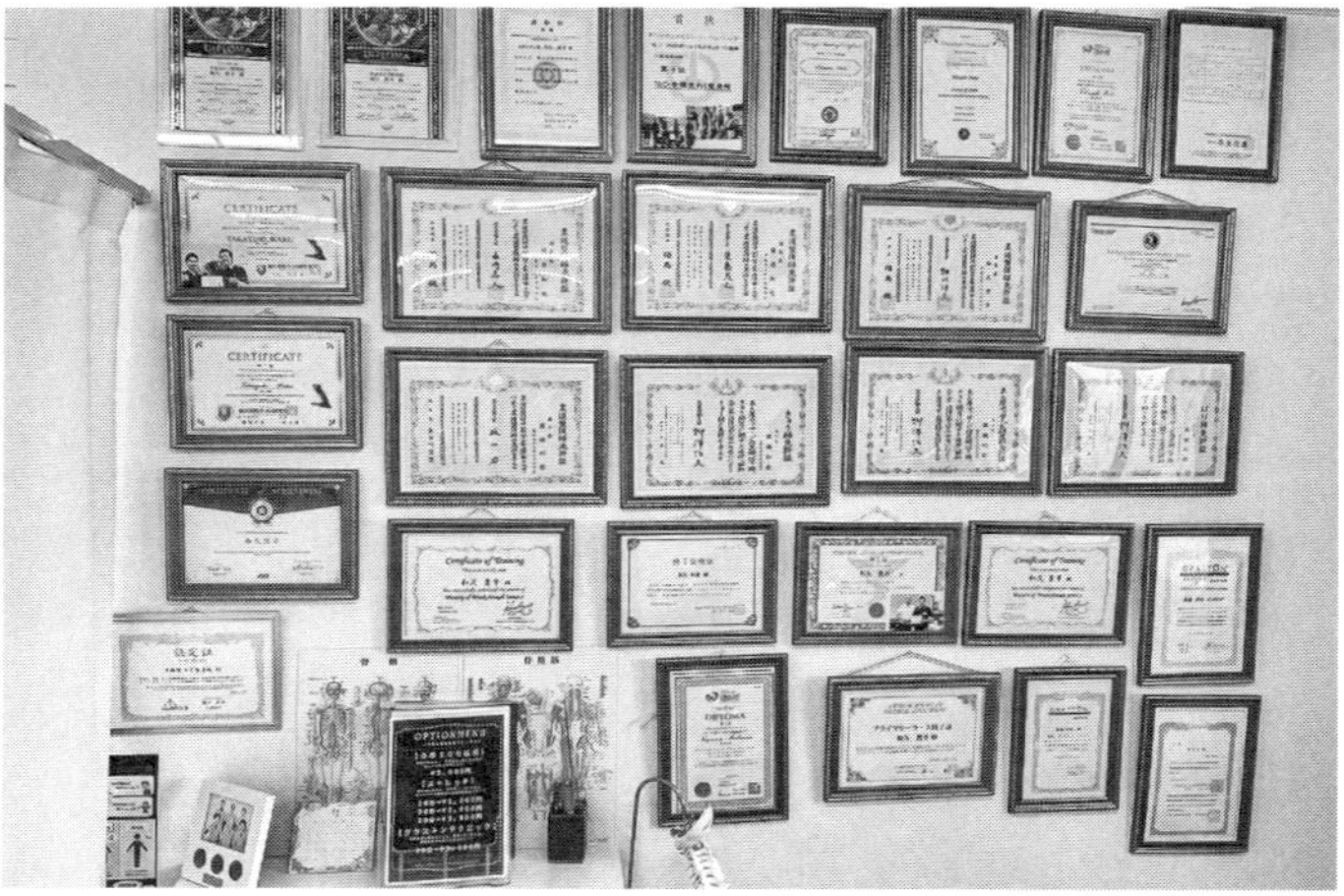

治療院の壁には免許証のほか、多方面へ学びを深めた結果としての修了証などが、所狭しと並ぶ。

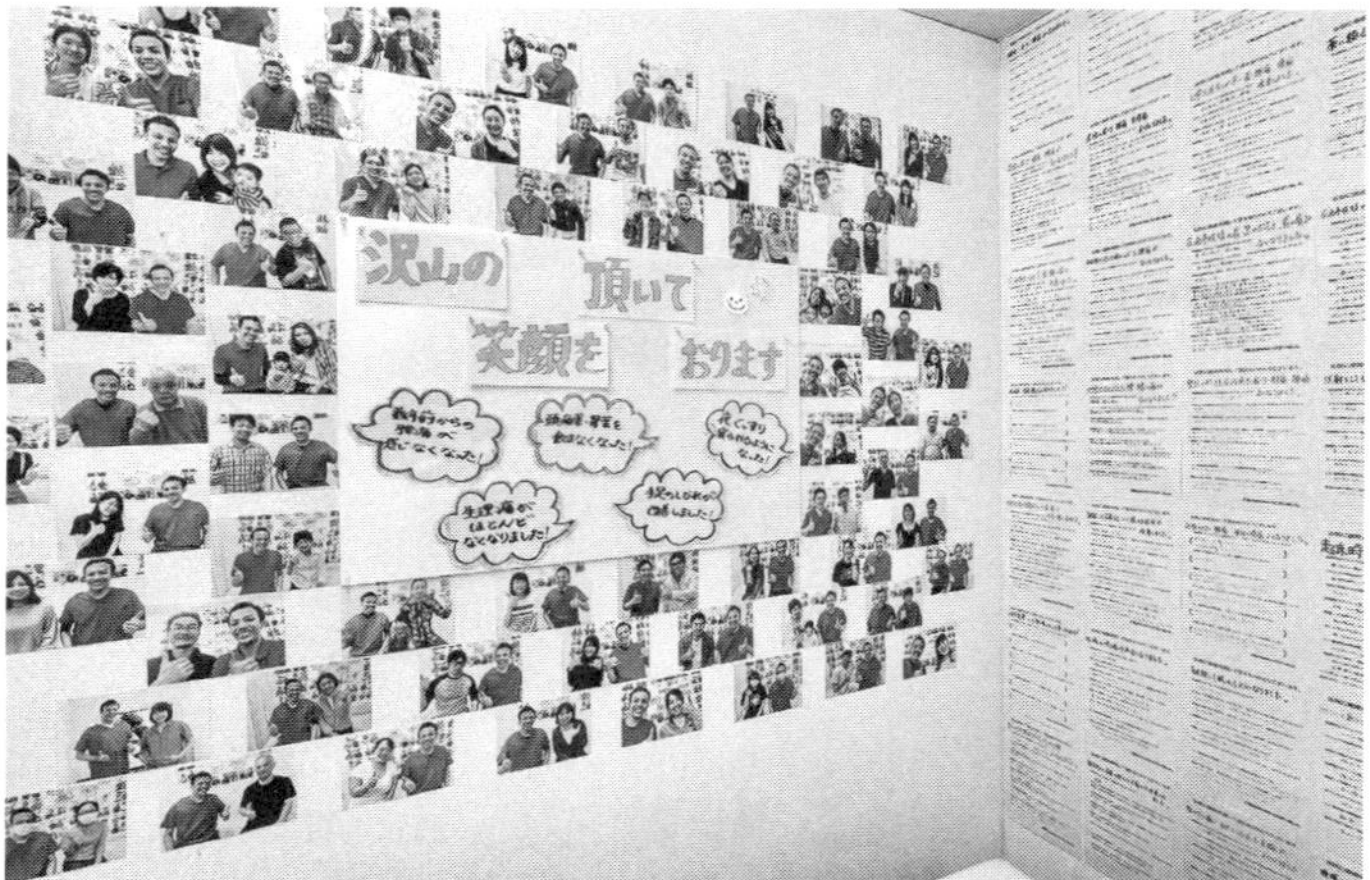

患者様とともにフレームに収まった数々の写真やアンケートも飾られている。

和久 貴幸 代表
幸福堂わく整骨院
（福島県郡山市）

こうした経験を日々重ねていると、患者様一人ひとりが持つ痛みや悩みに真摯に向き合うことが、いかに大切なのかがわかります。

患者様が本当に求めていることは何か――。

その深い部分にある想いに寄り添い、人生を豊かにして真の幸せへと導くお手伝いができるように、私たちはこれからもこの道を進んでいきます。

幸福堂 わく整骨院

（福島県郡山市）

患者様のためにできることを求めてボーダーレスに進化し続ける治療院

福島県郡山市の『幸福堂わく整骨院』の院内には最新の医療設備が整い、患者様一人ひとりの症状に合わせてカスタマイズされた治療プランを提供している。その場しのぎの対症療法ではなく、詳細な問診と丁寧なカウンセリングを通して得られた情報をもとに痛みの根本原因を追究し、患者様の理解と納得のもとで治療を進める方針を重視。スタッフ全員が「患者様の健康寿命を延ばすために、もっと何かできることはないか」と常に考え、一般的な施術のほかにも、栄養学や遺伝子解析など新たな知見を積極的に取り入れながら進化を続けている。

また、患者様からのクチコミでも人気が高く、「わかりやすい説明」や「痛みの軽減」だけでなく、「生活の質の向上も図ってくれる」など、多くの評価を得ている。

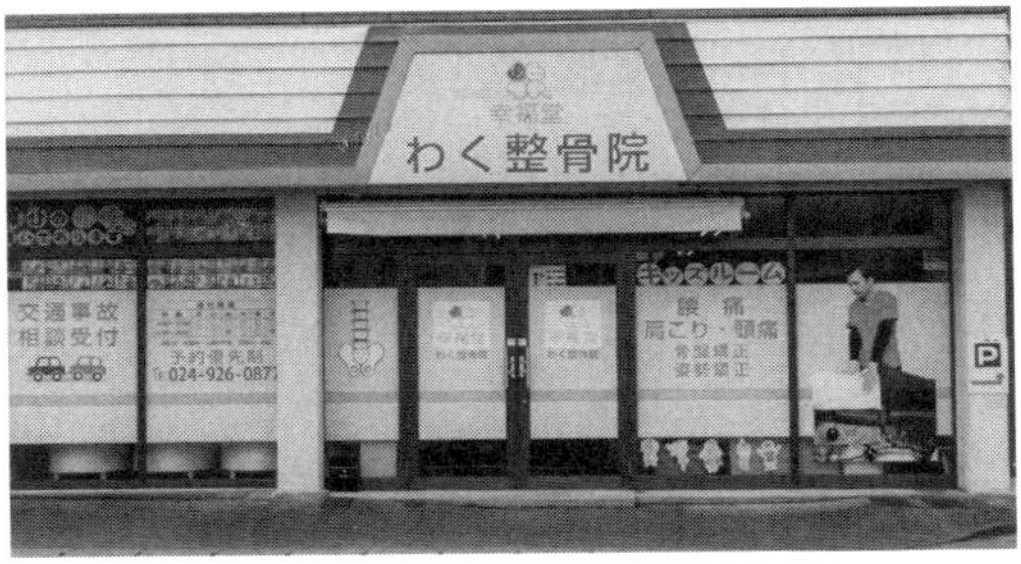

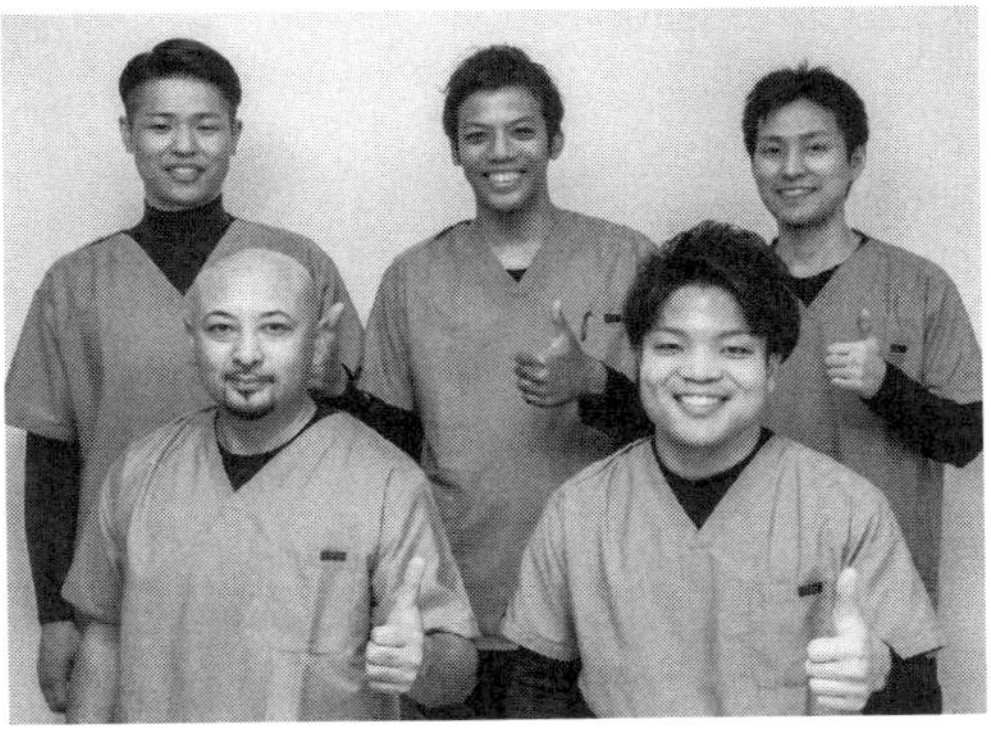

スタッフ同士のチームワークも抜群で、誰が担当になっても同じレベルの施術を受けられるのが『幸福堂わく整骨院』の強み。

スタッフ募集中

幸福堂わく整骨院では、
一緒に働く仲間を募集しています！
※詳しくはWebへ

Information

幸福堂わく整骨院

〒963-8025 福島県郡山市桑野1丁目5-16 深谷ビルA棟101号

営業時間
平日／9:00〜19:00
土／9:00〜13:00
休業日／日曜・祝日

電　話 024-926-0877
H　P https://koriyama-seikotsuin.com
Access JR郡山駅より福島交通バス「郡山市役所」停留所から徒歩5分

佐竹《さたけ》 琴音《ことね》 院長

福井県福井市

ハッピー・治療室

鍼を打つことで

自動修復機能が起動！

一人ひとりの症状や悩みに寄り添う

テーラーメイドの鍼灸治療

鍼灸と整体がセットの「ハッピー治療」が一番人気

『ハッピー・治療室』はJR福井駅から車で約5分、大通りから路地を一本入ってすぐの住宅地にある鍼灸総合治療院です。開業は1992（平成4）年、それから32年にわたって地域密着型の店舗として施術を続けています。おかげさまで臨床実績ものべ40万人超えと、業界屈指の数字になりました。

一言で鍼灸総合治療院といっても、当院は鍼灸院を軸に、整体院、ツボ押しマッサージ院、整骨院、リハビリ施設、デイサービス、さらにスクールと、7つの機能を持つハイブリッド型の治療室です。

治療の基本は、病気の根本原因にアプローチすることです。鍼灸施術を中心に、整体（骨盤矯正・姿勢矯正）、電気療法、ツボ押しマッサージ、加圧トレーニング、運動指導、食事指導、養生指導を組み合わせることで自然治癒力を最大限活性化させ、心身のあらゆる不調の改善に全力を尽くします。

佐竹 琴音 院長

ハッピー・治療室
（福井県福井市）

当院のオリジナルであり一番人気なのは、「ハッピー治療」というスタートメニューです。これは鍼灸と整体がセットになったコースで、たとえば「肩凝り&猫背改善コース」や「腰痛&椎間板矯正コース」など、症状ごとにコースを用意しています。

当院ではどのような不調であっても、体の歪みを整えるところから始めます。とくに足の長さについては、9割以上の方に左右差が見られますので、まずは左右の足の長さをそろえ、骨盤の歪みを正し、背骨を整える。こうして整体だけで、猫背やO脚はもちろん、寝違い、腰痛、五十肩が改善に向かう患

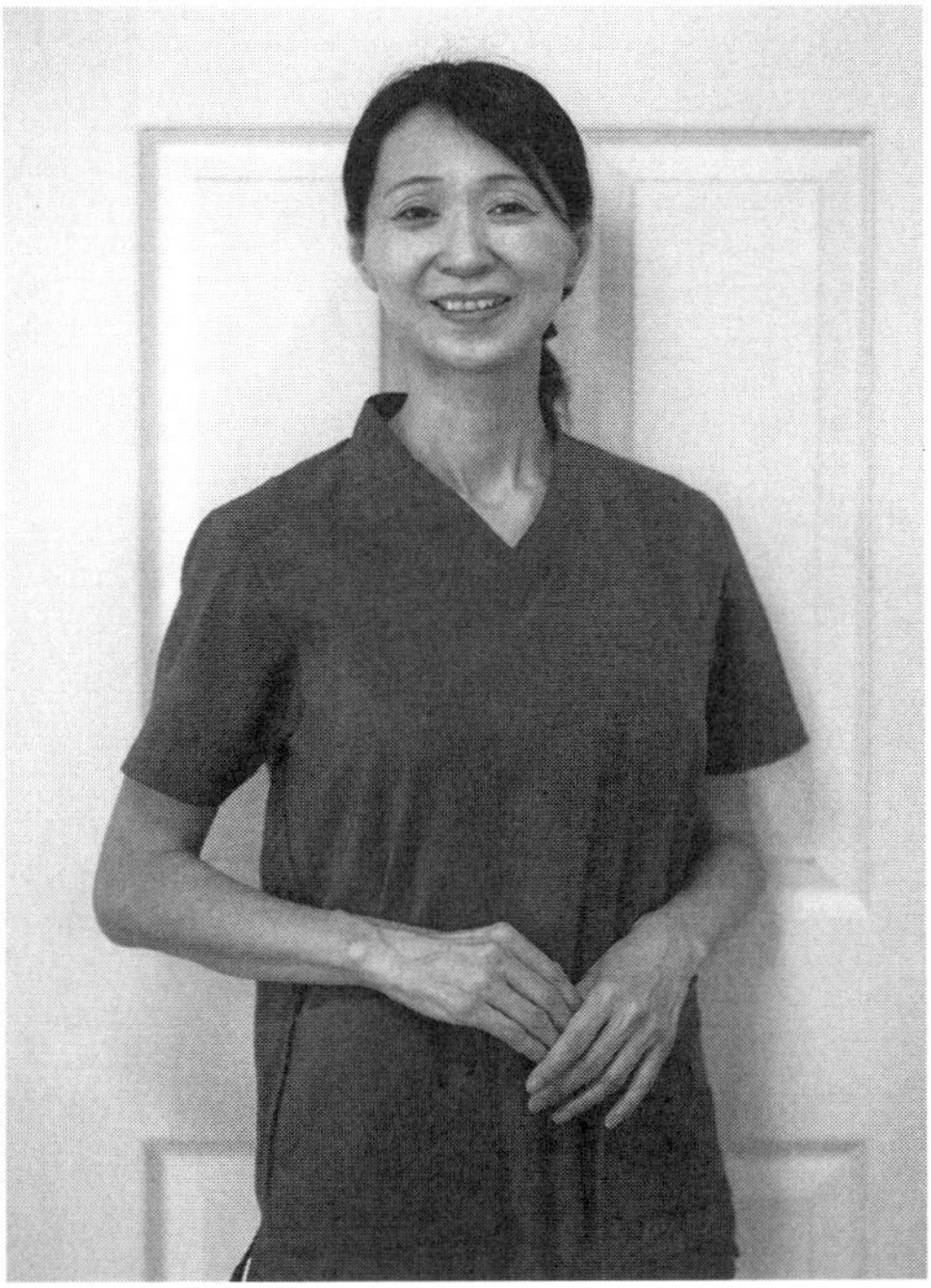

小学生の頃にはすでに東洋医学に興味津々だったという佐竹琴音院長。

者様も少なくありません。

次に、とくに問題となっている痛い箇所には鍼やお灸を使って施術を行い、治療後に様子をうかがいつつ、必要であれば再度チェックをしながら施術を進めていきます。

治療後は、痛みに変化があったかを確認した上で、日常生活で避けるべき行動や習慣についてアドバイスします。痛みが出る動作は症状を悪化させることが多いので、早く治すためにはその動作を控えることが再発しにくい体作りにつながります。たとえば、坐骨神経痛や椎間板ヘルニアなど、腰が痛い患者様には、「痛むほうを下にして寝ないように（患部を上にするように）」「物を拾うときは、まっすぐしゃがむように（腰を曲げないように）」「横向きで寝るときは（背中を丸めず）タツノオトシゴのような姿勢を取るように」といったように、痛みを和らげるためにさまざまな方法を伝えるようにしています。患者様の症状や姿勢などを見ながら、日常生活のなかで治すべきところを改善していく感じですね。

最終的に、なぜその痛みが出たのかを判断し、次回以降の治療方針を説明して初回の

佐竹 琴音 院長

ハッピー・治療室
（福井県福井市）

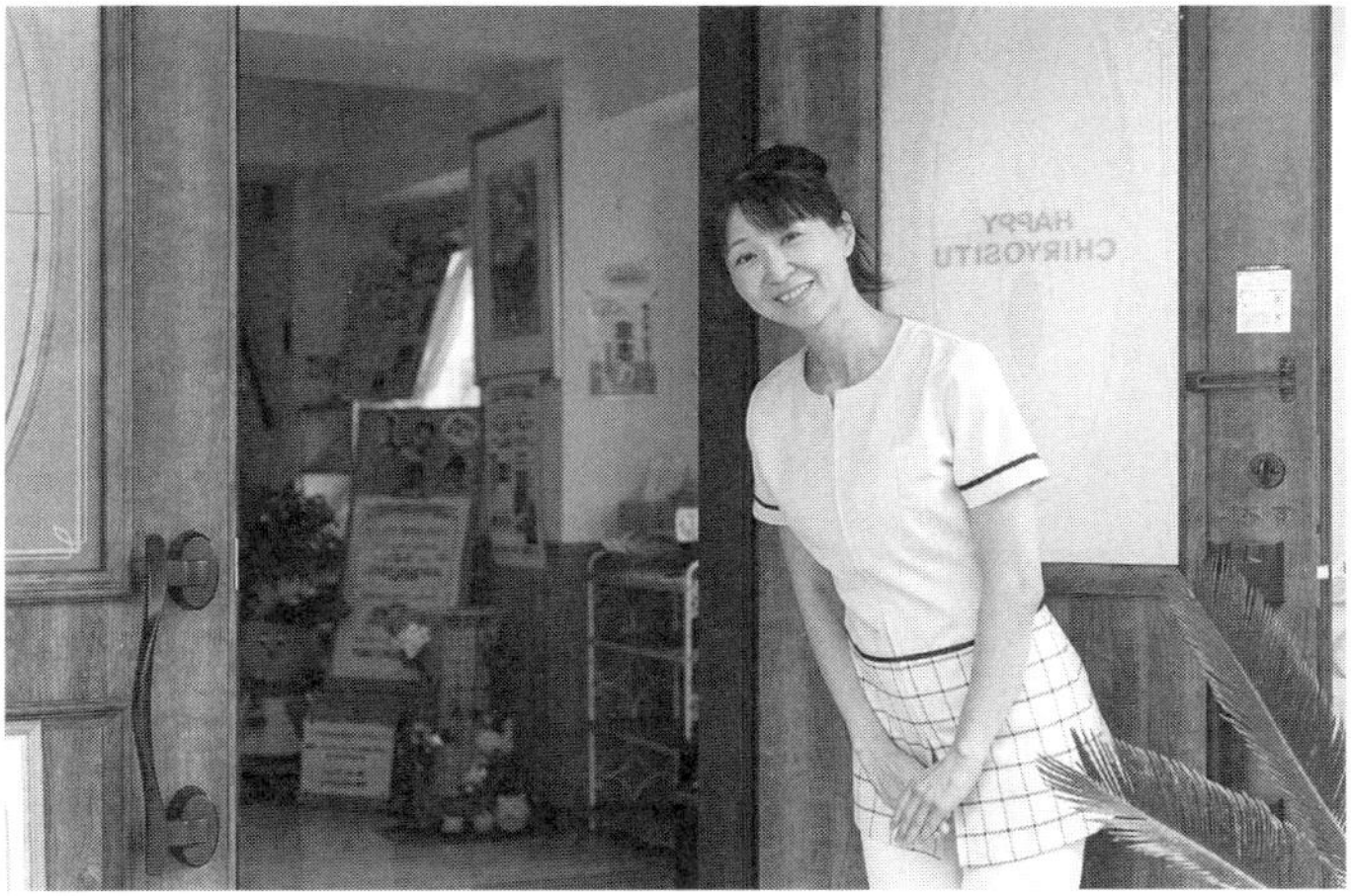

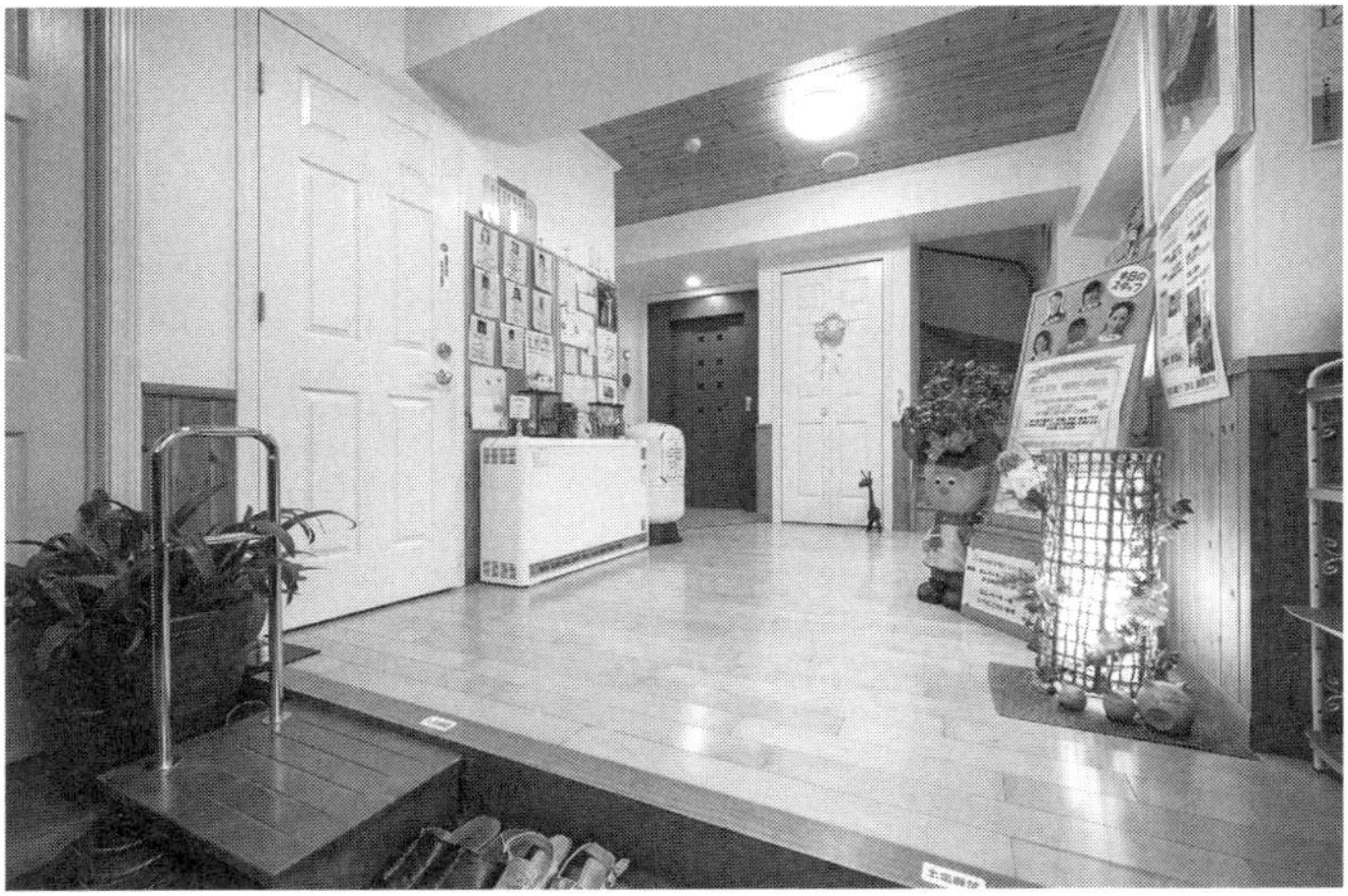

階段またはエレベータを上ると2階に受付がある。

治療は終わります。

2回目以降の治療では、患者様の状態を確認しつつ、症状に合わせた施術を継続していきます。ベースはあくまでも基本的な治療ですが、その患者様にとって必要な治療があれば「こちらも試してみませんか?」とオプションのメニューを提案し、追加していく形をとります。

逆に、とくに必要がない場合は、基本の治療に専念します。

治療内容やボリュームは、一人ひとりの患者様の体格や症状のダメージレベルに合わせて調整します。小柄な方もいれば大柄な方もいますし、痛みの原因が一カ所だけという人もいれば、複数の人もいます。一つの症状が治れば、別のところも気になってくる場合もあります。また、多くの治療を一度に行うと体に負担がかかる人もいれば、問題なく進められる人もいますし、他にも早く治療を進めたいというニーズがあるなど、本当にさまざまです。だからこそ、2回目以降はその患者様に合わせた治療内容やボリュームを細かく提案し、ご自身が選ぶことで納得して進めていただけるようにしています。

これを治療室では、「2回目以降のアドバンスメニュー」と呼んでいます。

鍼を入れて体の自動修復機能を起動させるイメージ

全体的な治療の進め方は以上のような流れですが、とくに当院の大きな特徴でもある鍼灸治療について、もう少し話を続けましょう。

当院では、**基本的に解剖学や生理学といった西洋医学にもとづいたツボの取り方**を行います。そのためにも患者様の体の状態を確認する上で必要なテストを行い、背骨やその他の骨の並びを見ながら、どこに問題があるかを検討します。

使用する鍼は、患者様の反応を確かめながら選ぶように心がけています。体の中でも神経の過敏なところは細めの鍼を使ってみたり、温灸を多く使ったり、ぎっくり腰の深い部分に悪い原因があるときは、長くやや太めの鍼を使うこともあります。これは、太い鍼のほうが早く効くからですが、当院は〝痛くない鍼治療〟を心がけていますのでご安心ください。とにかく、早く効果が出る方法を治療のなかで工夫していきます。

最近は、鍼を通して「特殊マイクロカレント」という細胞の修理修繕を促す体に感じない程度の微弱電流も採用しています。こうして鍼、温灸、特殊マイクロカレントという3種類の細胞の修理・修復を促す治療で、〝早く治す、根本治療、再発しない〟の実現に向けて、最高・最適な施術を提供していきます。

実際の鍼治療では、患部やその周囲、症状の原因部位などを手指で確認し、痛みや反応があるところに鍼を入れていきます。するとそこに「修理細胞」、いわば〝体の大工さん〟たちが集まってきます。これが体の修復機能を促進する仕組みで、とくにマクロファージや線維芽細胞が活発に働いているようです。

つまり、**鍼治療というのは、ちょうど「ここを修理してくれ」というシグナルを体に送るようなイメージ**ですね。そして鍼を入れることがトリガー（きっかけ）になり、体が自動的に修復作業を始めるというわけです。

また、鍼を使うと、このように患部のまわりに修理細胞が集まるだけでなく、筋肉の緊張を和らげる効果も得られます。筋肉の緊張が和らぐとこれまで圧迫を受けていた血

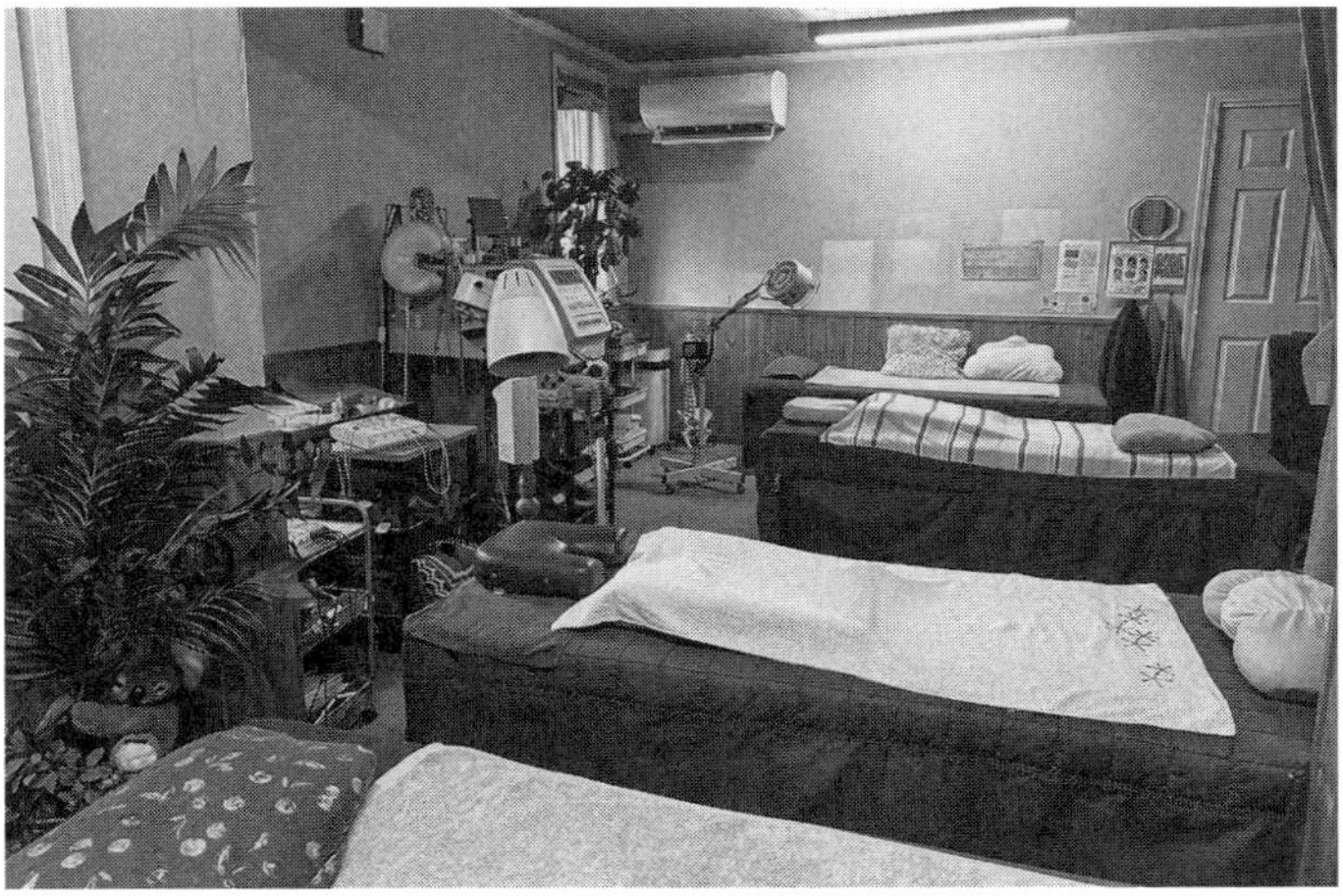

ベッドは合計で14台設置。施術の際はそれぞれカーテンで仕切ってプライベート空間を確保している。

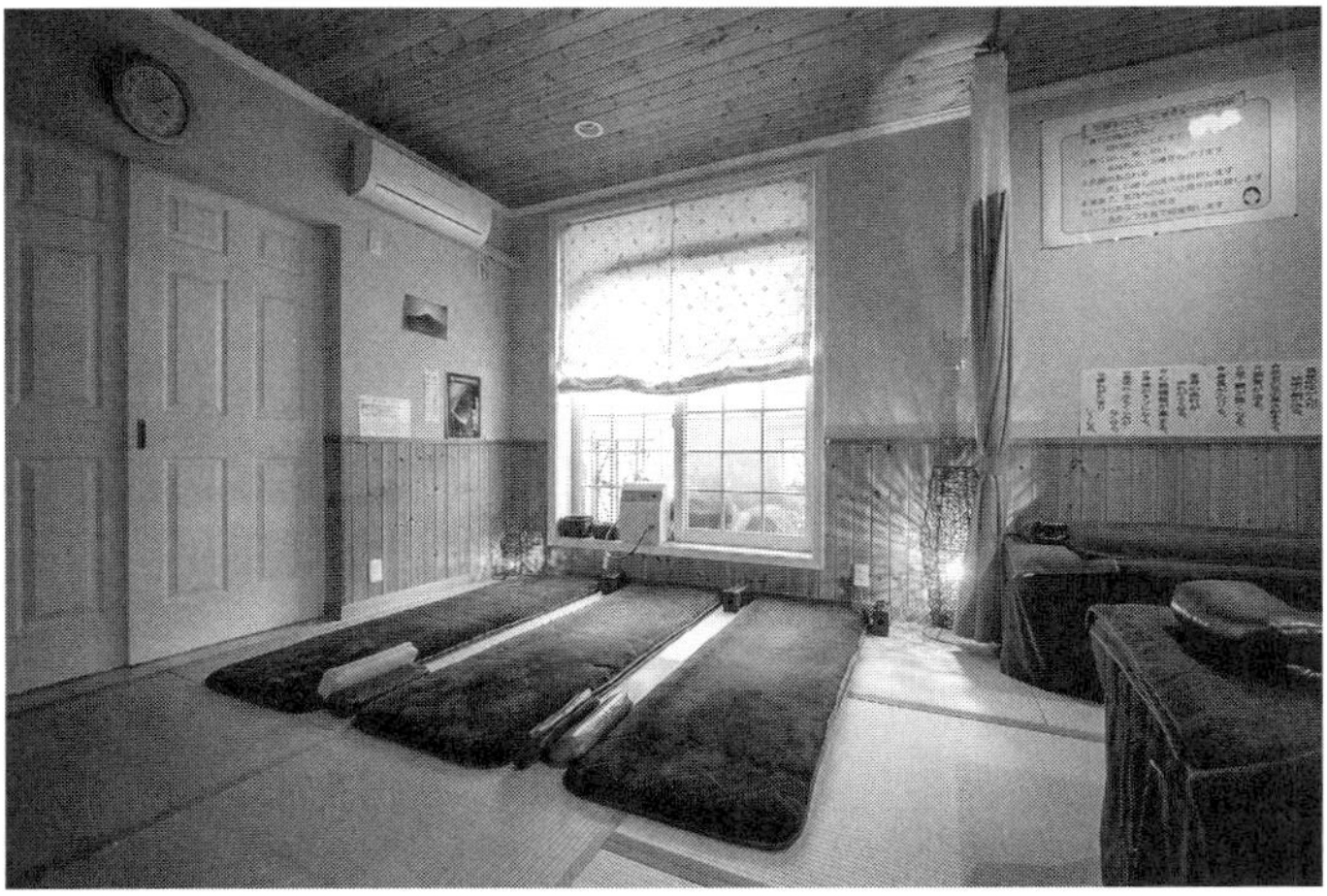

和室は体の歪み（骨盤・姿勢）を正すために使われる。

管、神経、リンパの流れが回復していきます。これによって、体の自然治癒力を引き出し、痛みの軽減を目指していきます。

ただし、治療後に楽になっても、患部を下にして寝たり、過度に動かしてしまったり、患部に十分な休息を与えないと、修復作業がスムーズに進みません。自動車にたとえると、エンジンを修理している途中で車を動かすようなものだからです。これと同じように、体も修理の途中に患部を動かしすぎると治りにくくなってしまうため、患部をしっかりと安静、固定してあげることも必要なときがあります。これがうまくできる人とそうでない人がいますが、事前に「こういう動きは痛みを悪化させますよ」とお伝えした上で、その人に合った生活指導もあわせて行っています。

鍼の施術に関して一つ具体的な例をあげると、たとえば頸椎ヘルニアの場合、患部であるはずの首自体にはそれほど痛みを感じない一方、腕だけに痛みが表れることが珍しくありません。このようなケースでは、**痛みが出ている場所（腕）に直接鍼を打つよりも、その痛みの原因となっている元の部分（首）を見つけてピンポイントで鍼を打つこと**が重要です。

佐竹 琴音 院長

ハッピー・治療室
（福井県福井市）

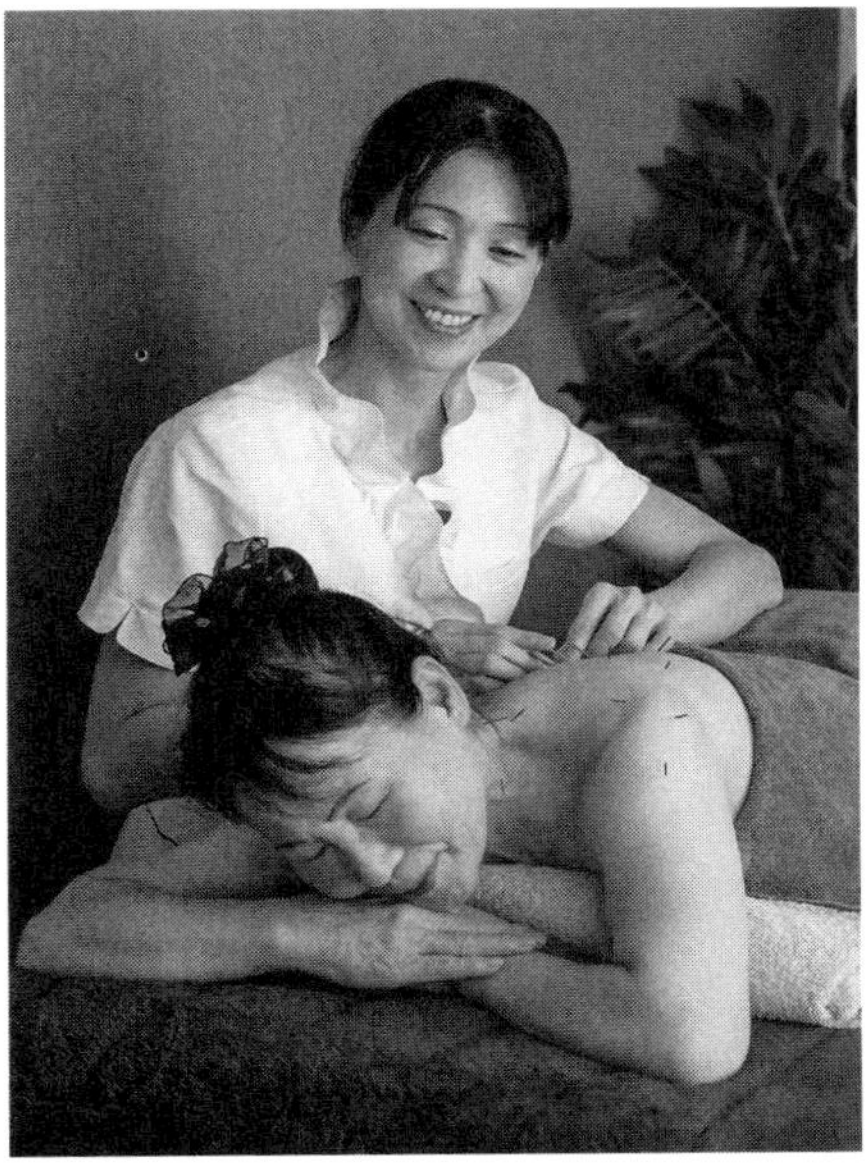

患者様に触れて体の声を感じながら、匠の技で一本一本、丁寧に鍼を入れていく。

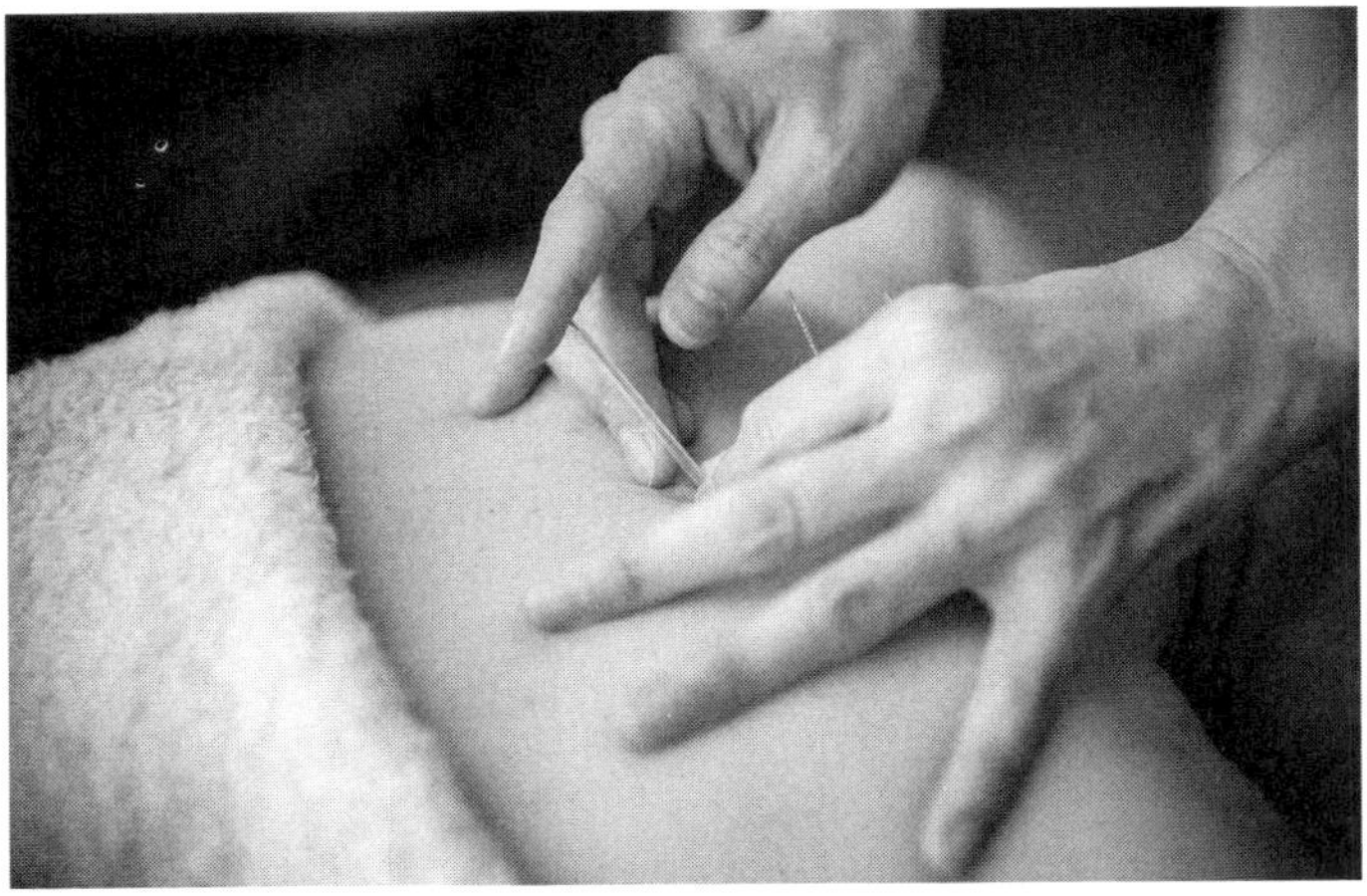

これを踏まえて、おもに痛みが出ている場所のほかにも、関連した痛みや不具合がある場合は、その部位が本当に問題を抱えているかどうかをしっかりと確認する必要があります。そして、もし問題があれば、そこにもアプローチしていくことで根本治療につなげていきます。

福井大学で鍼治療の治癒メカニズムを研究中

鍼治療によって痛みが治るメカニズムについては、ある程度のところまではわかっていますが、まだ完全に解明されたわけではありません。「鍼を打つと免疫力が上がって治る」というのは、経験則から誰もが感じていますし、治療の現場に身を置いている私自身も、「おそらくこうだろうな」と思っているところはもちろんあります。ただ、残念ながら科学的に証明されていない部分も、まだまだ多いのです。

そこで私は鍼治療における治癒のメカニズムを科学的に解き明かすために明治国際医療大学の大学院へ進学し、江川雅人教授（現・新潟医療福祉大学鍼灸博士）の指導のも

佐竹 琴音 院長
ハッピー・治療室
（福井県福井市）

と、**武藤由香子先生（現・自由が丘ムトウ針灸院院長）らと高齢者のフレイル予防について研究を重ねました。**

「フレイル」とは、まったく健康とは言えないものの、支援や介護は必要としない状態のこと。フレイルは適切な介入により、生活機能の維持向上が可能で、再び健康に戻れる可能性があるのが特徴です。この適切な介入の一つに、鍼灸が挙げられます。研究室では、さまざまな症状に悩んでいらっしゃる高齢者の方々にご協力いただき、握力、歩行速度、バランス、そして嚥下の力に影響する舌圧という4つの項目について、治療前後でどう変化するかというデータを取りました。その結果、高齢者のフレイル予防に対して、鍼治療が有意に効果を生むことを実証したのです。

修士号を取得した後、**現在は福井大学医学部の大学院医学系研究科（博士後期課程）、解剖学教室に所属し、鍼治療の可視化に向けて研究を続けています。**週に1、2回、研究室に通い、飯野哲教授のご指導を仰ぎながら地道にデータを集めつつ、今まさに試行錯誤を重ねて取り組んでいるところです。もしこの研究が成功すれば、鍼治療の効果が誰の目にも明らかになるでしょう。

じつは鍼灸に関する医学的なエビデンスについては、すでにいろいろな研究結果が出ているのですが、世の中にはあまり知られていないというか、ほとんど理解されていないのが実情です。鍼治療に対する世間の印象は、**治癒に至るまでのメカニズムをショートカットして「ツボに打つから効く」というイメージだけが先行してしまっている状態**と言えます。だからこそ私は、**そもそも鍼を打つと細胞にどんな変化が起き、どんなふうに治っていくのかを解き明かしたい**と、強く思うようになりました。

前述した通り、鍼を打つことで体にもともと備わっている自然治癒のシステムが起動します。体って、もともと傷が自然に治るようにできています。もしこの治癒のメカニズムに確かなエビデンスを発見することができれば、「なぜ鍼を打つと、悪い箇所や痛みの原因に効果があるのか」をわかりやすく説明できるようになるだけでなく、その効果がより説得力を持って理解されるはずです。

症状に合わせて西洋医学と東洋医学を組み合わせる

ただし、私自身は科学的なアプローチだけを重視しているかと聞かれたら、答えはノー

佐竹 琴音 院長

ハッピー・治療室
（福井県福井市）

です。たとえば、足の「三里《さんり》」というツボに刺激を与えると、胃腸が反応して勝手に動き出すことがあります。このように、ツボの不思議な力は確かに存在していて、体のエネルギーの流れを調整するという重要な役割を果たしています。

また、最近では「痛みの記憶」という概念も注目されています。

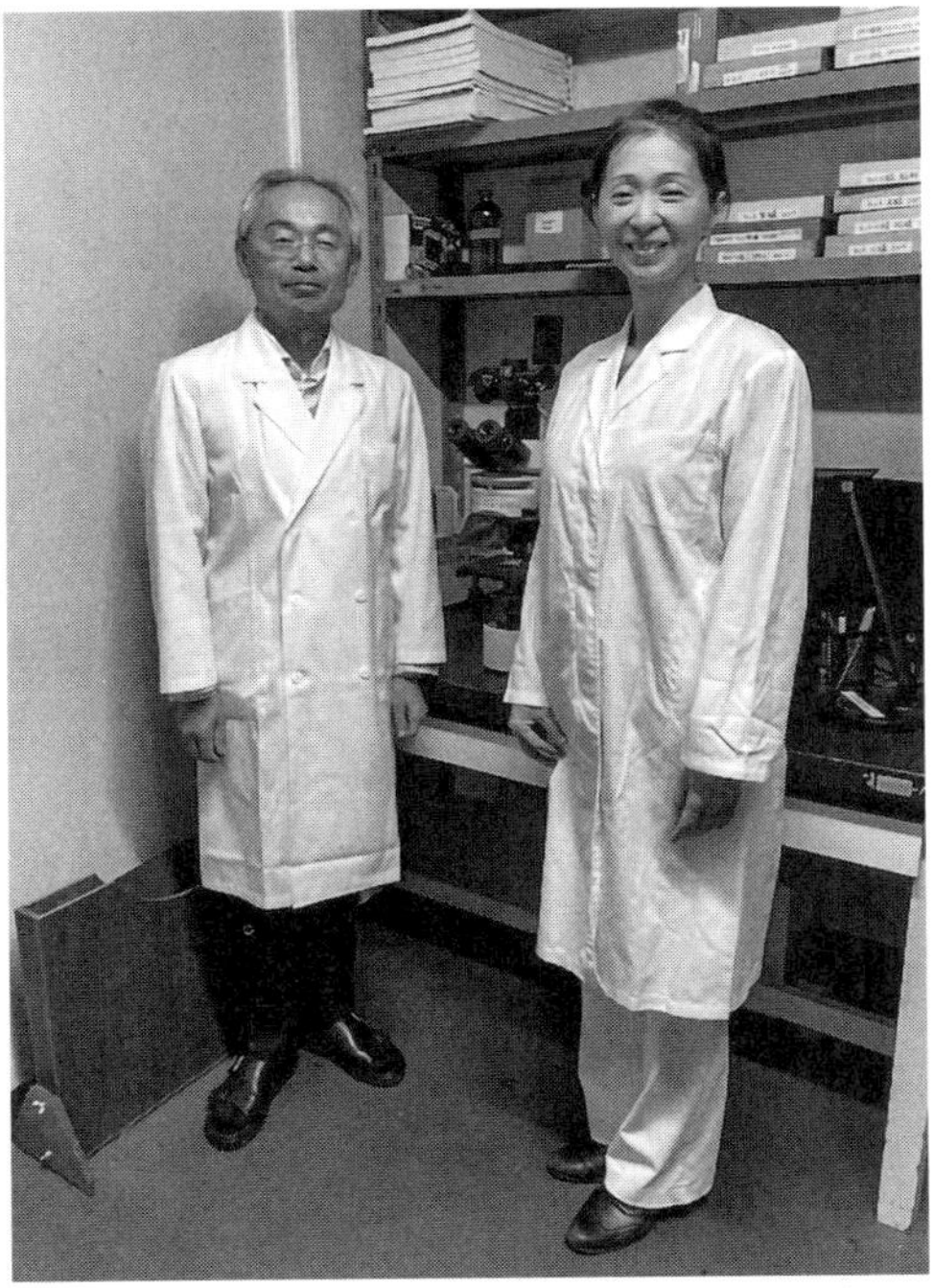

福井大学医学部大学院の解剖学教室、飯野哲教授先生と顕微鏡室にて。

患部自体で痛みを感じるわけではなく、脳が痛みを記憶していることが原因で、実際には起きていない痛みを感じ続けてしまうというケースです。この場合、単に西洋医学的見地から患部の治療をするだけではやはり不十分で、脳に作用する特定のツボを用いて〝痛みの記憶〟にもアプローチする必要があります。そんなときは、「山元式新頭針療法」という手法を使ったり、痛みがひどいときは、「戦場鍼」という耳のツボを使った耳鍼治療も行ったりしています。

一言で鍼灸治療といっても、そこにはいろいろなアプローチがあります。ツボを使って体のエネルギーの流れを整える方法を重視する先生もいれば、解剖生理学にもとづいて神経支配や筋肉の働きをもとに考える先生もいます。

大学院での研究はもちろん、治療の現場でも勉強を重ねていくなかで私が日々あらためて感じているのは、体というのは本当に一人ひとり違うということです。同じ顔を持つ人がいないように、体の内側もみんな異なっていて、たとえば腎臓の大きさや形でさえ、人それぞれです。本当に「十人十色」という言葉がぴったりで、だからこそそれぞれの患者様に合わせた治療が必要だと実感しています。

ですから私の場合は、西洋医学的なツボの取り方を基本にしつつ、必要に応じて伝統的な手法も取り入れています。つまり、**目の前の患者様をしっかりと見て、その方の症**

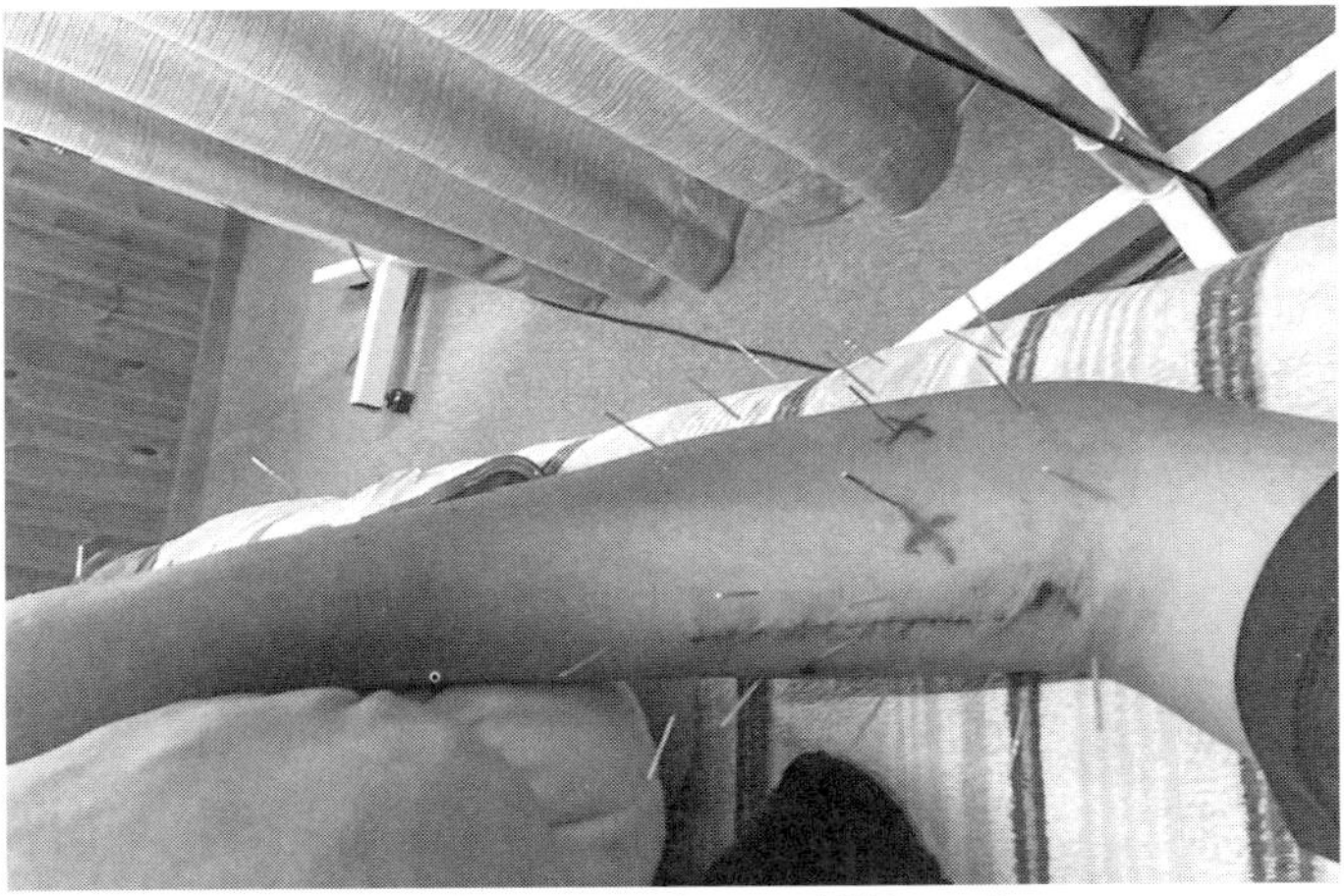

患者様の症状に合わせてツボを取り、ピンポイントで刺激していく。

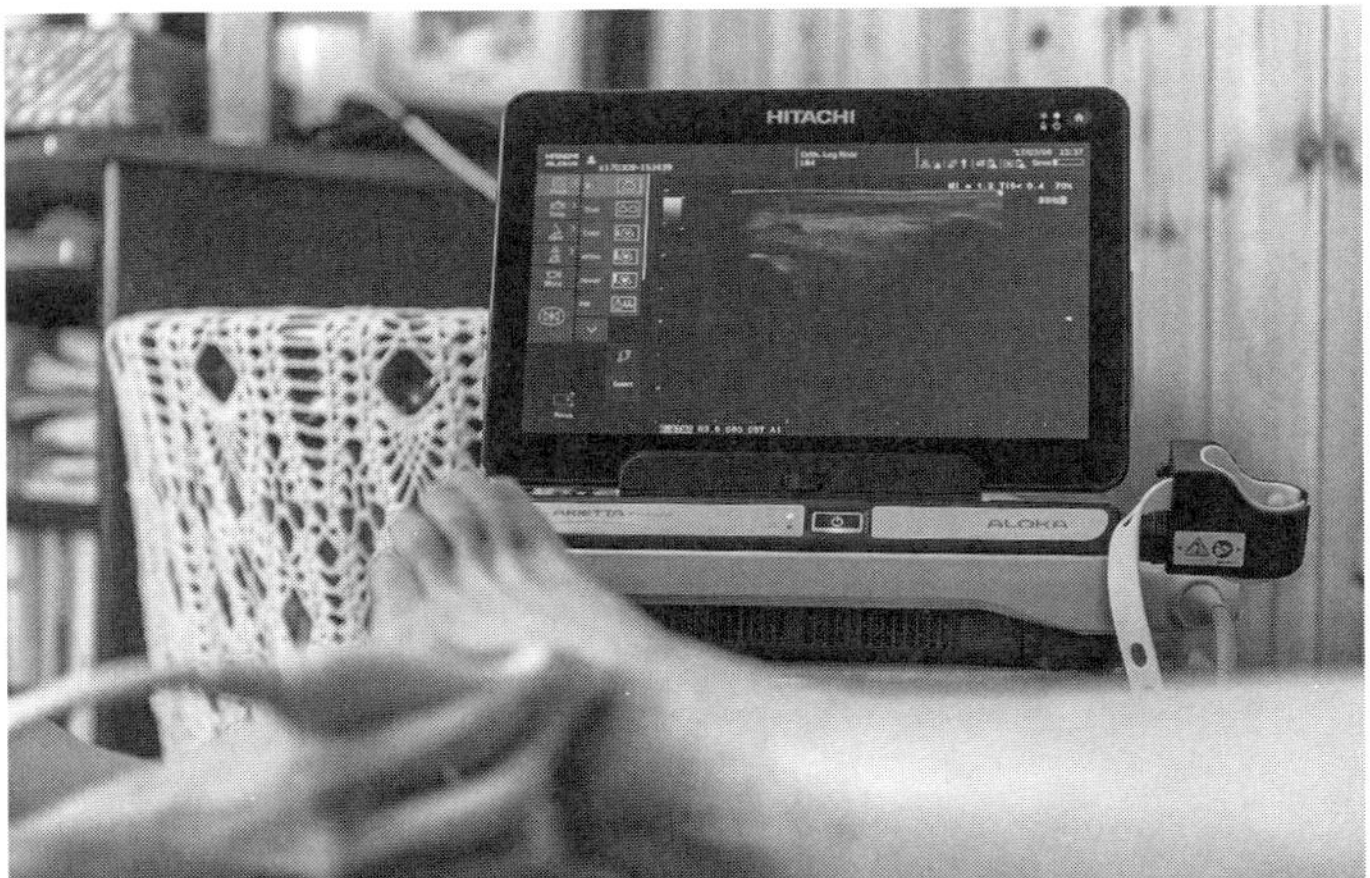

骨折や捻挫の鑑別、しこりや炎症レベルの判断材料として使う超音波エコー。

状や現在の状態に応じて柔軟に治療法を変えながら、最も効果が期待できる治療法を組み合わせて使うというのが、私のスタイルです。

幼少期からの興味が鍼灸への道につながった

私はもともと薬草や漢方など東洋医学への興味が強く、小学生の頃にはナスのヘタの湿布とか、カキやビワの葉などをお茶として使ったりしていました。言ってみれば、当時からちょっとした健康オタクだったんです。

また、祖父が戦地での経験をもとに人のぎっくり腰を治す姿を見ていたり、母がツボ押しの勉強をしていて電気治療の資格を持っていたり、あるいは曾祖母が助産師さんだったりという家庭環境だったため、幼い頃から日常的に鍼灸や整体の情報が飛び交い、私自身も自然と関心を持つようになったのです。

ただ、短大を卒業して進路を決める際に、それはあくまでも趣味として続けることに決め、医療系ではなく一般企業のＯＬとして働く道を選びました。地元・福井の商社、

佐竹 琴音 院長
ハッピー・治療室
（福井県福井市）

江守商事株式会社でワープロのインストラクターをしていたんです。当時はちょうどタイプライターから移り変わる時代、ワープロもまだ進化の初期段階で、テクノロジーが発展していく過程を間近で見ていました。ちょうど、私が二十歳頃のことです。

その後、私の人生に大きな影響を与えたのは、母の不調がきっかけで出会った鍼灸整骨院の先生の存在でした。その先生は、おもにスポーツ選手や学生たちに鍼治療をしていましたが、母がその先生に紹介されるきっかけになったのは、じつは歯の痛みが原因です。母はどこの歯医者に行っても痛みがひどくなる一方で困り果てていたとき、その整骨院の先生が「一度、うちに来てみなさい」と言ってくれました。

いざ先生のもとを訪ねて母が鍼灸治療を受けた結果、一回で痛みが七、八割くらい改善して驚くほど楽になったんです。その驚くほどの効果を目の当たりにして、私は「鍼ってすごいんだな」と感じました。また、母の知り合いで長年腰痛に悩まされていた方に鍼治療をすすめてみると、すっかり症状が良くなり、とても喜んでくれました。

そしてあるとき、先生から「あなたも鍼をやってみたらどう？」というお誘いを受けて治療現場へ行くと、鍼治療のおかげで子どもたちや患者様が元気になっていく姿が強烈に印象に残りました。試合に出られなかった子が出場できるようになったり、たくさんの人が先生に感謝したりしている姿を見て、**「やはり私はこの道に進みたい」「私もこんなふうに、人に喜んでもらえる仕事がしたい」と強く思ったんです。**

このように偶然の出会いがきっかけで、私は今の道に進むことにしました。人生には誰にでもいくつかの転機がありますが、このときの先生との出会いが私にとって非常に大きなものとなりました。こうして、22歳でワープロのインストラクターを辞めて関西鍼灸短期大学に入学し、鍼灸師の道へ進むことを決意したのです。

平成4年に最小限の設備で開業

鍼灸短期大学では、ツボの位置や知識、鍼を打つ方法などは習いますが、本当の意味で患者様を治す方法というのは教わることができません。そこはもう、経験を積むことでしか学べない領域だからです。

佐竹 琴音 院長

ハッピー・治療室
（福井県福井市）

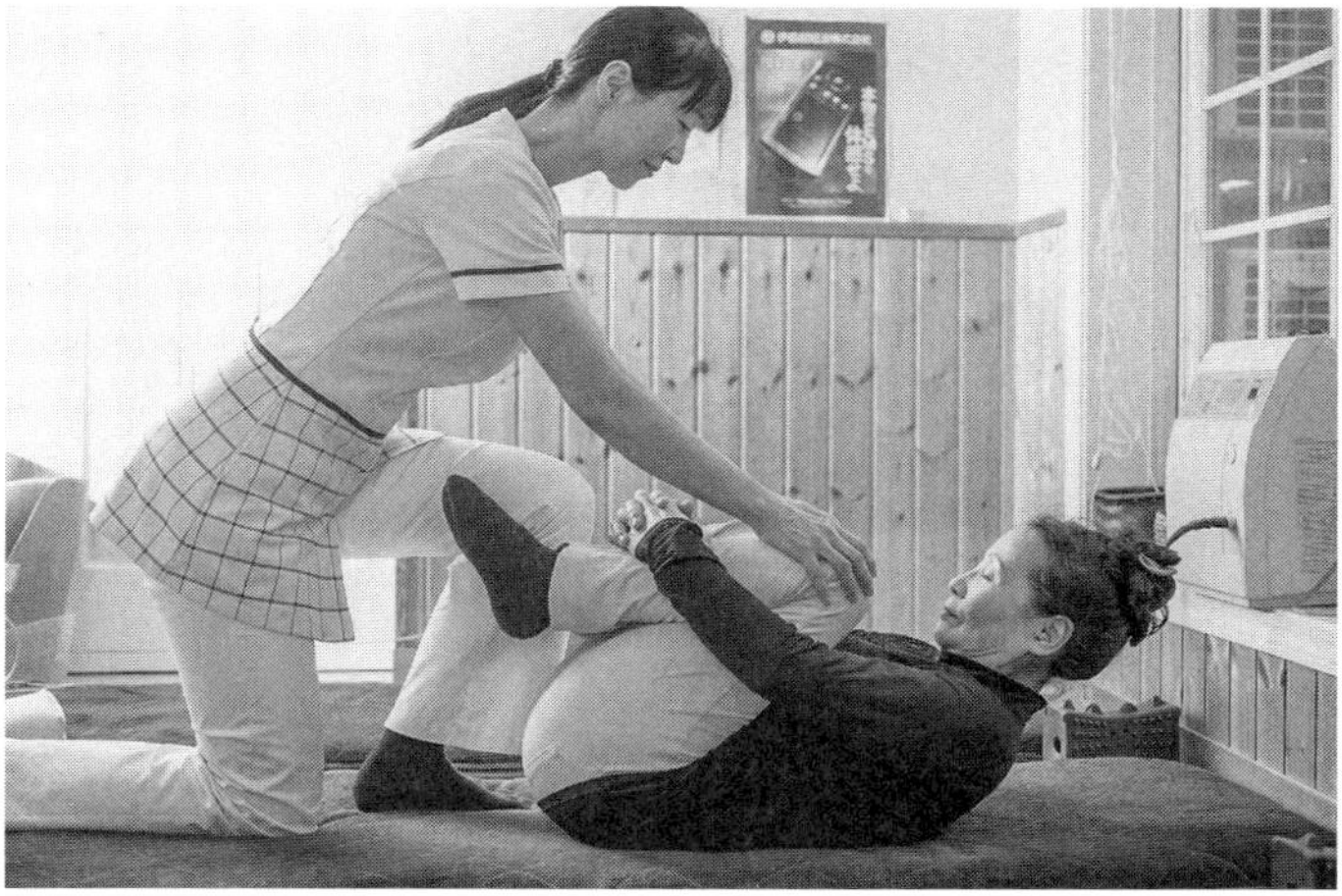

和室の治療室で患者様の背骨を矯正中。

学生時代、練習として鍼を打たせてもらう機会は何度もありましたが、開業して実際に患者様からお金をいただくことになると、すべてに責任を伴うことになります。そこにはやはり怖さがありました。

ですから短大卒業後は最低限のスペースと設備だけを用意して、私一人で開業することに決めました。1992（平成4）年、母が営んでいた喫茶店の隣の台所と車庫を改装して作った小さな空間です。

最初の頃は、患者様にも「なんでここはこんなに狭いの？」と言われることもありました。廊下はわずか2メートルほどで、その先にデスクと受付、そして2台のベッドを置いただけのシンプルな造りでした。

もちろん、改装費用は最低限に抑えましたし、開業の告知もすべて手作り。半紙に筆で「ハッピー治療室　5月13日開院」と書いて、窓にセロテープで貼りつけるという手作り感いっぱいのスタートでした。

治る体験を共有するパートナー

当院は「ファミリー治療院」と銘打っている通り、老若男女問わず患者様を診ていますが、男女比はざっくりと6対4から7対3くらいの割合で女性の方が多くなっています。

目の前の患者様に対して、私は常に真剣に向き合い、本気で治療に取り組んできました。そして治療において大事にしているのは、親子や兄弟を診るように親身になって治療を行う、また何でも気軽に話せるような関係を築くことです。その上で、患者様の苦痛を一緒に解決していく姿勢が求められます。

佐竹 琴音 院長
ハッピー・治療室
（福井県福井市）

私は自分自身のことを、**患者様と一緒に〝治る体験を共有するパートナー〟**のような**存在**だと考えています。それぞれの患者様が抱える持病や小さな症状、たとえばドライアイのようなちょっとした問題に対しても、全力で一緒に向き合うようにしています。治療家として、単に痛みを和らげるだけでは十分ではありません。一緒に治していく。その過程を共有することで、『ハッピー・治療室』という名前の通り、最終的には患者様をハッピーにすることを目標にしているからです。

ただの治療を超え、一緒に治していく体験を通じて、患者様自身の健康で幸せな生活をサポートできる治療院でありたい。開業当初から現在に至るまで、この治療方針や信念はブレずに持ち続けてきました。

ちなみに最近では、障害者バレーボールで福井県代表キャプテンの見谷拓哉さんが来院されました。２０２３年2月に、右前腕を2本骨折。日常生活にたいへんな支障が出てしまい、医師からは「1年間はプレーするのは難しい」と言われていたようです。ところが、手術後の3月に退院してからすぐに当院で週2回の鍼灸治療と加圧リハビリ併用した結果、痛みが早く取れて可動域も毎回着実に改善。そして骨折から4カ月後の全国障害者スポーツ大会の北信越・東海ブロック予選会に出場して優勝、さらに4カ月後には見事に全国大会で初優勝を果たしました。そして2024年には大会2連覇という快挙まで成し遂げ、私も自分のことのように喜びを爆発させました。

福井を鍼灸・マッサージの先進都市に

私は福井市鍼灸マッサージ師会の会長を務めていることもあり、**福井を鍼灸やマッサージの先進都市にしたいという目標**を持っています。そのためには、「なぜ鍼灸が効果を持つのか」という大きなテーマを、医療関係者や一般の方々にも理解してもらえるようにしていきたいと考えています。その結果、研究論文のような一部の専門家だけが理解できるような形ではなく、誰もが見てすぐに理解できるようなエビデンスを発表することで、**鍼灸治療が有力な選択肢の一つとしてもっと広く認知されるようにしたい**と思っています。

佐竹 琴音 院長
ハッピー・治療室
（福井県福井市）

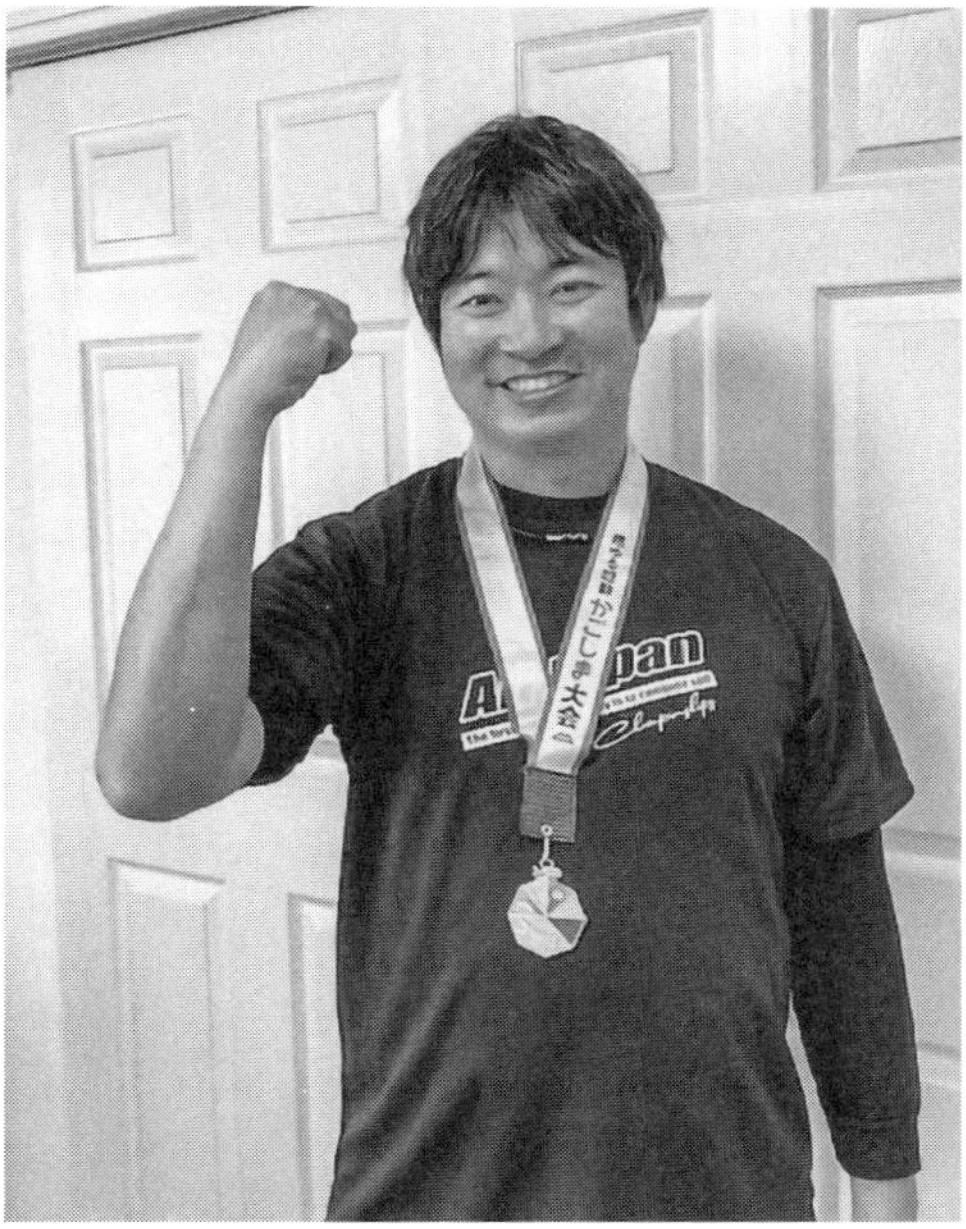
障害者バレーボール福井県代表キャプテンの見谷拓哉さん。鍼灸治療と加圧リハビリで劇的な回復を遂げた。

現在、鍼灸の普及率はまだまだ物足りませんので、一般の方々がもっと手軽に受けられるようにするとともに、鍼灸を通じて多くの人が健康を取り戻せるようにしたい。健康な人が増えれば医療費の抑制にもつながり、町や国も元気になります。

本当に必要な医療はもちろん受けるべきですが、小さな問題なら早いうちに鍼灸で治し、ご自身に備わっている自然治癒力を活かして改善することで、より健康な体を手に入れることができると信じています。そんなリーダーシップを発揮できる治療院を目指して、これからも努力していきたいと思います。

ハッピー・
治療室
（福井県福井市）

鍼灸や整体をはじめ さまざまな機能を持つ ハイブリッド型のファミリー治療院

福井で32年にわたり、のべ40万人以上という業界屈指の臨床実績を誇る『ハッピー・治療室』は、鍼灸施術を軸とした多機能治療施設。整体や骨盤矯正、姿勢矯正、ツボ押しマッサージ、電気療法、リハビリテーション、デイサービス「楽トレ」など、幅広い治療メニューを提供し、患者様一人ひとりの体質や症状に応じたテーラーメイドの治療を行いつつ、自然治癒力を最大限に引き出すアプローチを採用している。

一番人気のメニューは、鍼灸と整体を組み合わせた「ハッピー治療」だ。左右の足の長さを整え、背骨の湾曲を正常に戻すことで、体のバランスを整え、根本的な不調の改善を図る。そして治療後も継続的に患者様の状態をチェックし、生活習慣の改善指導や運動療法を取り入れることで、再発防止を重視したケアを心がけている。

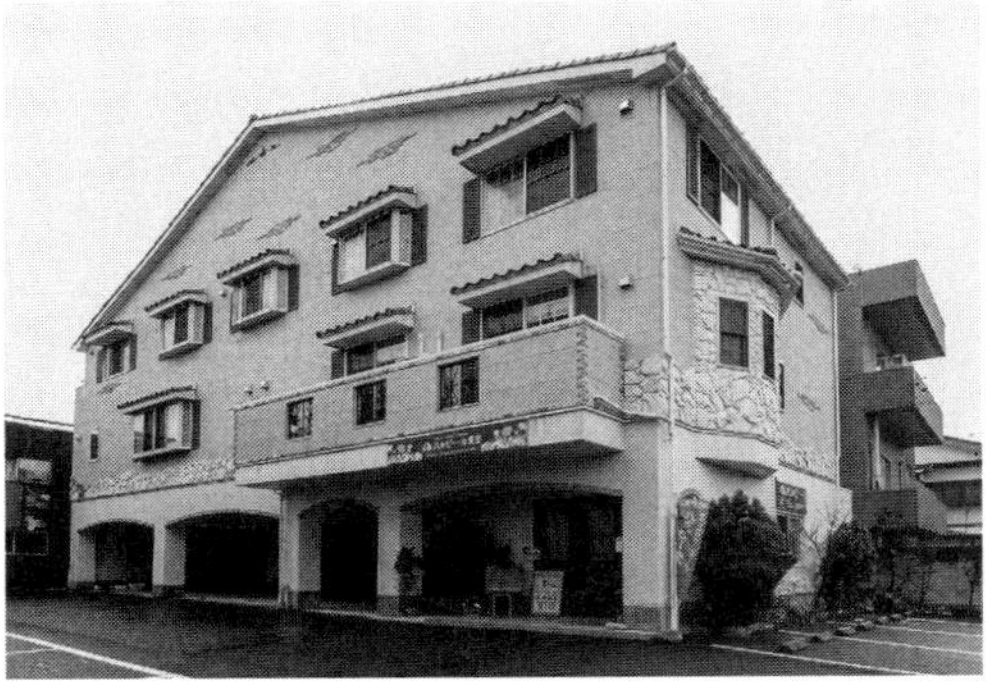

大通りから1本入ったところ、電光看板が目印。
メルヘンタッチなハイブリッド治療院。

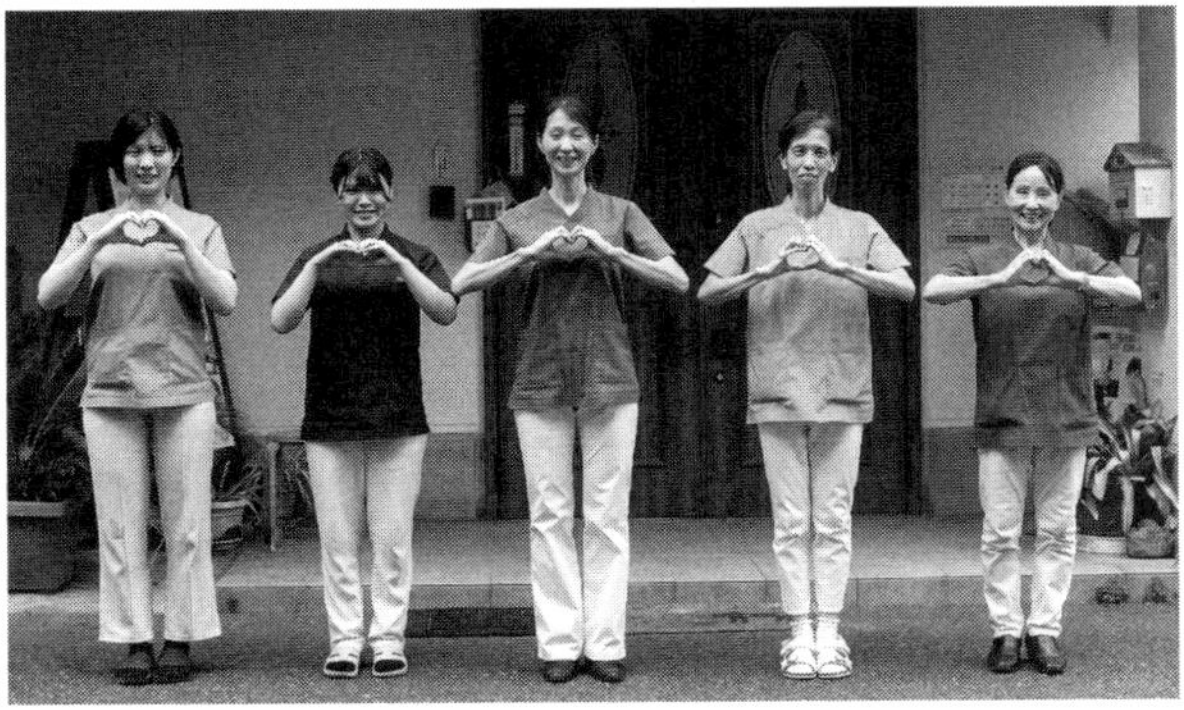

施術スタッフは全員が国家資格保持者の優しい女性セラピスト。

Information

ハッピー・治療室

〒910-0018　福井県福井市田原1-2-18

営業時間
月・木・土／9:00～12:00・
14:00～18:30
火・金／9:00～12:00・
14:00～19:30
日祝／8:00～12:00　休業日／水

電　話 0776-28-3299
H　P https://happychiryo.jp
Access JR福井駅から車で約5分

山室《やまむろ》 髙眞《しゅうま》 院長

長野県茅野市

美容整体サロンLaksmi《ラクシュミー》／ひだまり鍼灸接骨院

肌の直下に張り巡らされた
“筋膜”にアプローチする
「全身美整体」で
体の隅々までトータルケアを図る

五感に響く癒やしのサロン

【隠れ家的プライベートサロン】

中央自動車道諏訪インターチェンジから車で約20分、当サロンは長野県茅野市玉川の閑静な住宅街のなか、2022年4月にオープンした『美容整体サロンLaksmi（ラクシュミー）』です。ここでは美と健康を総合的にサポートする『美容整体サロンLaksmi（ラクシュミー）』、そして東洋医学（鍼灸施術）やケガなどの接骨施術により体の痛みや不調を改善する『ひだまり鍼灸接骨院』という2枚の看板を掲げて営業しています。

それぞれを簡単に紹介すると、まず『美容整体サロンLaksmi（ラクシュミー）』では、美容整体やフェイシャルトリートメント、ボディーケアなど、とくに女性に人気のメニューを取りそろえ、患者様一人ひとりの症状に合わせたオーダーメイドの施術を提供し、体の内側から美しさを引き出します。

一方、『ひだまり鍼灸接骨院』では、肩凝りや腰痛等の慢性症状、生理痛や妊娠前後の女性ケア、スポーツ障害など、さまざまな症状に対応。経験豊富なスタッフが、伝統的な鍼灸技術と最新の治療法を組み合わせて痛みの根本的な原因にアプローチしていきます。

山室 嵩眞 院長

美容整体サロンLaksmi（ラクシュミー）／ひだまり鍼灸接骨院
（長野県茅野市）

整骨院・接骨院というと、「天井が低く（一般的な住居の高さでは圧迫感があります）、無機質で、白くて、照明が明るい」というイメージを持っていらっしゃる方が多いのではないでしょうか。いわゆる「病院のベッドでカーテンを閉めて寝ている」といった環境に近いように思います。

ケガを中心とした整形外科的な処置・治療を行うだけならよいのですが、当サロンにいらっしゃる患者様の悩みや症状は多岐にわたり、たとえば美を求めて来院される方、あるいは極度の緊張状態にいらっしゃる方は、**「照明を落とした開放的な空間」**のなか**ゆったりとした気持ちで施術を受けていただく**ほうが効果的と感じています。

また、内装のほかにもこだわりがあり、人間の五感のうち、**視覚、聴覚、嗅覚、触覚も施術に取り入れる**ように心がけています。

具体的には、次の通りです。

◆視覚……前述した内装的な部分で、受付・待合室は天井高を255センチメートルと一般的な空間よりも高くしていますし、施術室は勾配天井が高く広い空間を生み出しています。また、造花ではなく生きた観葉植物を多く配置しています。

◆**聴覚**……BGMはラジオや流行りの曲ではなく、待合室や受付ではカフェでゆったり過ごすようなイメージで優しめのJazzを中心に流し、施術室では鳥の声や水の音などの自然音を選んでいます。

◆**嗅覚**……香りの効果でリラックスできるような工夫をしています。たとえば、強い緊張状態の人にリラックスしてもらいたいときは、イランイランのような甘い香りのお香を焚くようにして、次の予約時にはにおいが強く残らないようにお香選びから気を使っています。

◆**触覚**……自分の体に触れてくびれ具合や左右差などをチェックしてもらうなど、施術前後を患者様ご自身が比較することで効果を体感していただいています。また、いちばん慎重かつ重要視しているのが施術時の力加減です。ともするとマニュアル通りになってしまったり、型にはまった施術をしたりしがちですが、その日の体調や体の状態によって、同じ人でも力加減を変えるように意識しています。気づいてくださる敏感な患者様もなかにはいらっしゃって、実際に「本当に毎回〈痛い〉までいかないと

山室 嵩眞 院長

美容整体サロンLaksmi（ラクシュミー）／ひだまり鍼灸接骨院
（長野県茅野市）

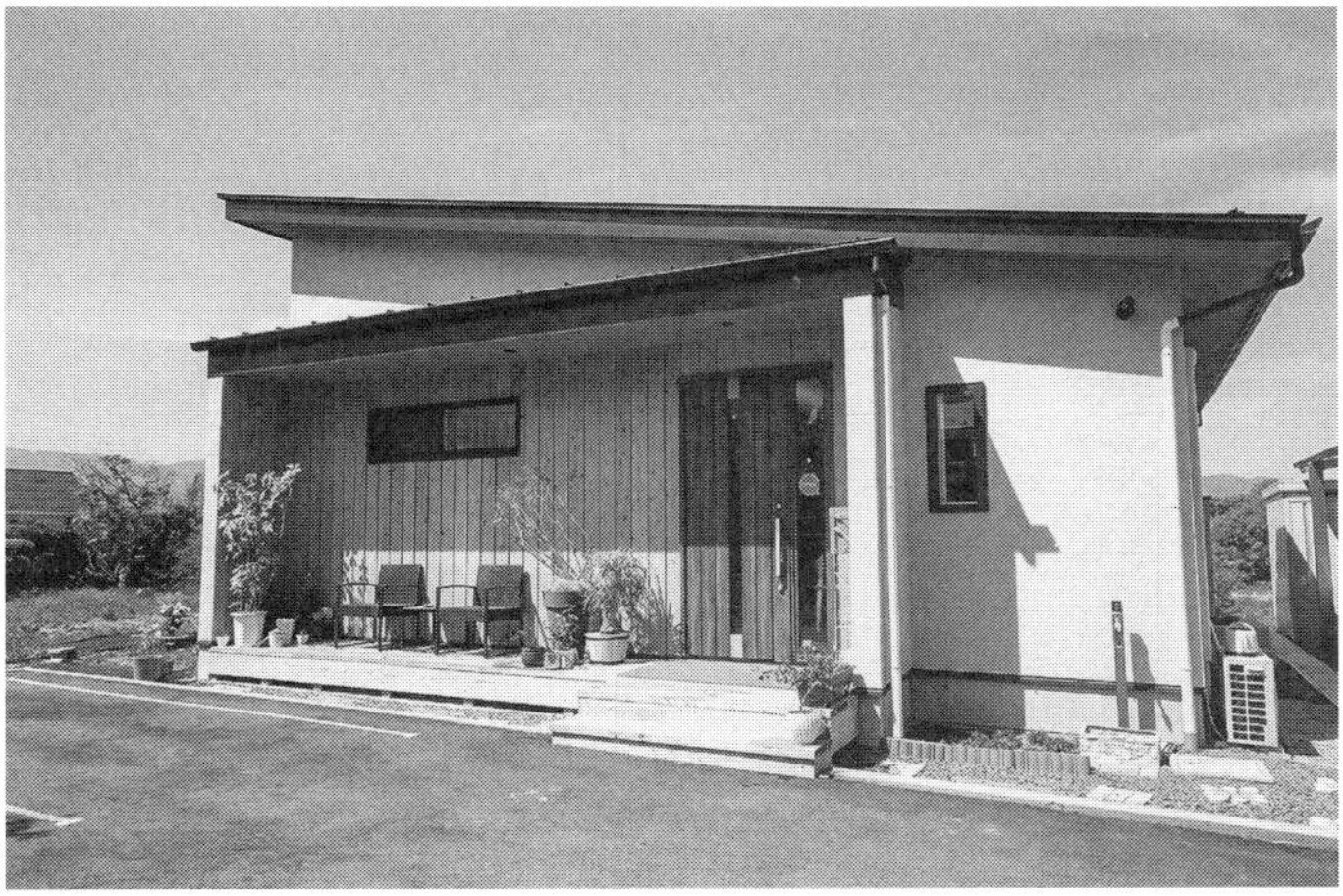

閑静な住宅街の一角に建つ平屋建て店舗。

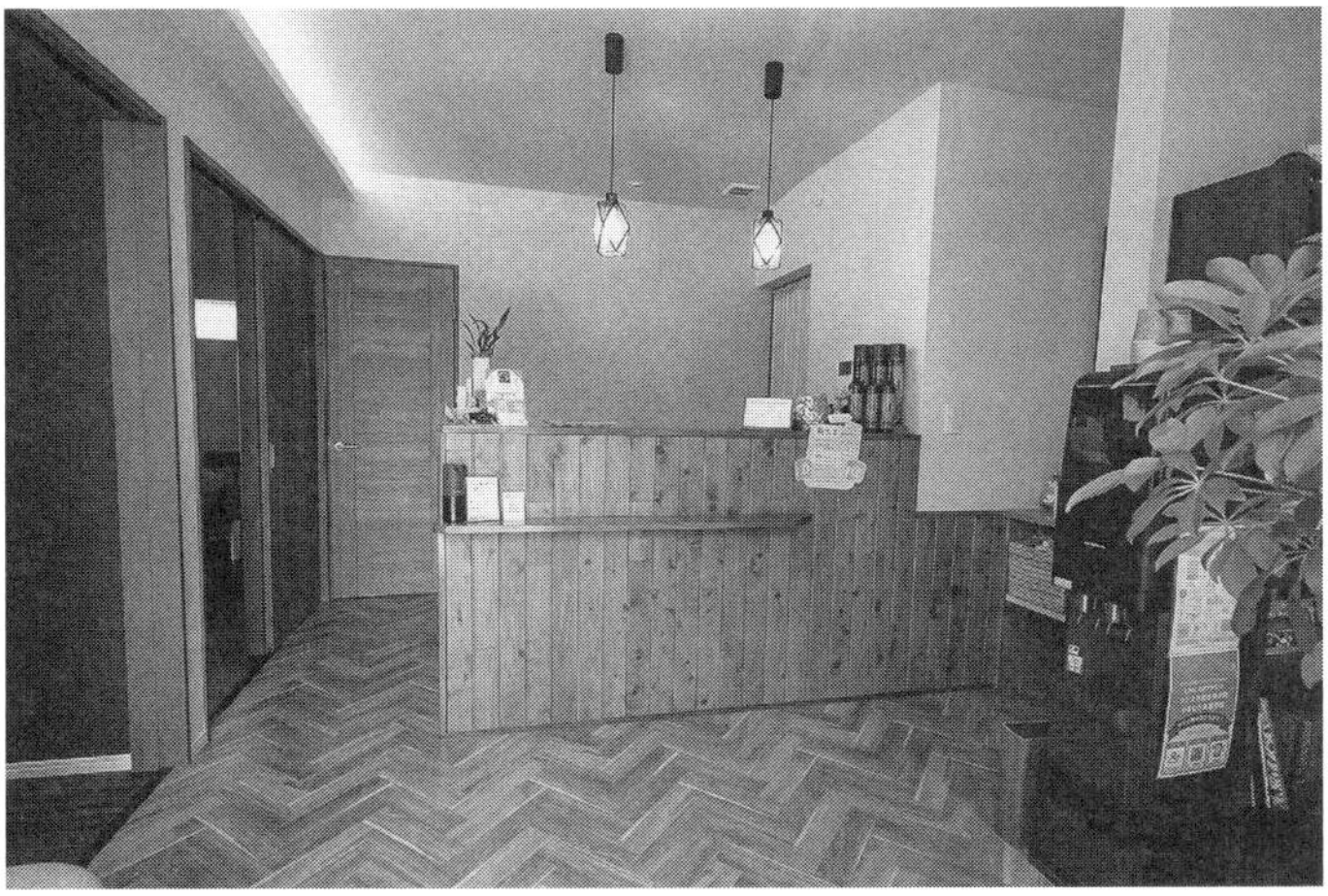

木目が美しく、落ち着いた印象の受付・待合室。

ころで止めてくれるよね」という声もいただきます。

ちなみに、この「圧」に関しては、筋膜などの体の組織、部位によっては過度な（強い）刺激、触りすぎ、圧をかける方法・方向などによって、まったく意味のない施術になってしまいます。よく「オーダーメイドで施術します！」と見聞きすることはありますが、言うは易し、行うは難しです。形だけのオーダーメイドではなく、**説明ができる、あるいは根拠のある違いを示せるレベル**というのは、当サロンの大きな強みやこだわりの一つと考えています。

全身のトータルケアを可能にする「OGUCHI式美整体」

当サロンの大きな特徴であり、最大のセールスポイントは、『美容整体サロンLaksmi（ラクシュミー）』で提供している全身美整体です。これは私の師匠である大口貴弘先生が考案した「OGUCHI式美整体」を象徴する施術になります。

「OGUCHI式美整体」では、筋膜、筋肉、骨・関節、神経、体幹など、人の体を構

山室 嵩眞 院長

美容整体サロンLaksmi（ラクシュミー）／ひだまり鍼灸接骨院
（長野県茅野市）

成するすべての組織にアプローチをかけます。たとえば、「腰が痛いから腰の施術をする」といった局所的な体の部位や部分にとらわれず、全身のトータルケアを行います。腰の症状の原因は足にあるかもしれない、首にあるかもしれない、あるいは顎の噛み合わせや内臓の不調から来ているかもしれない……こうして全身美整体では健康的にも美容的にも、トータルでケアすることが可能になります。

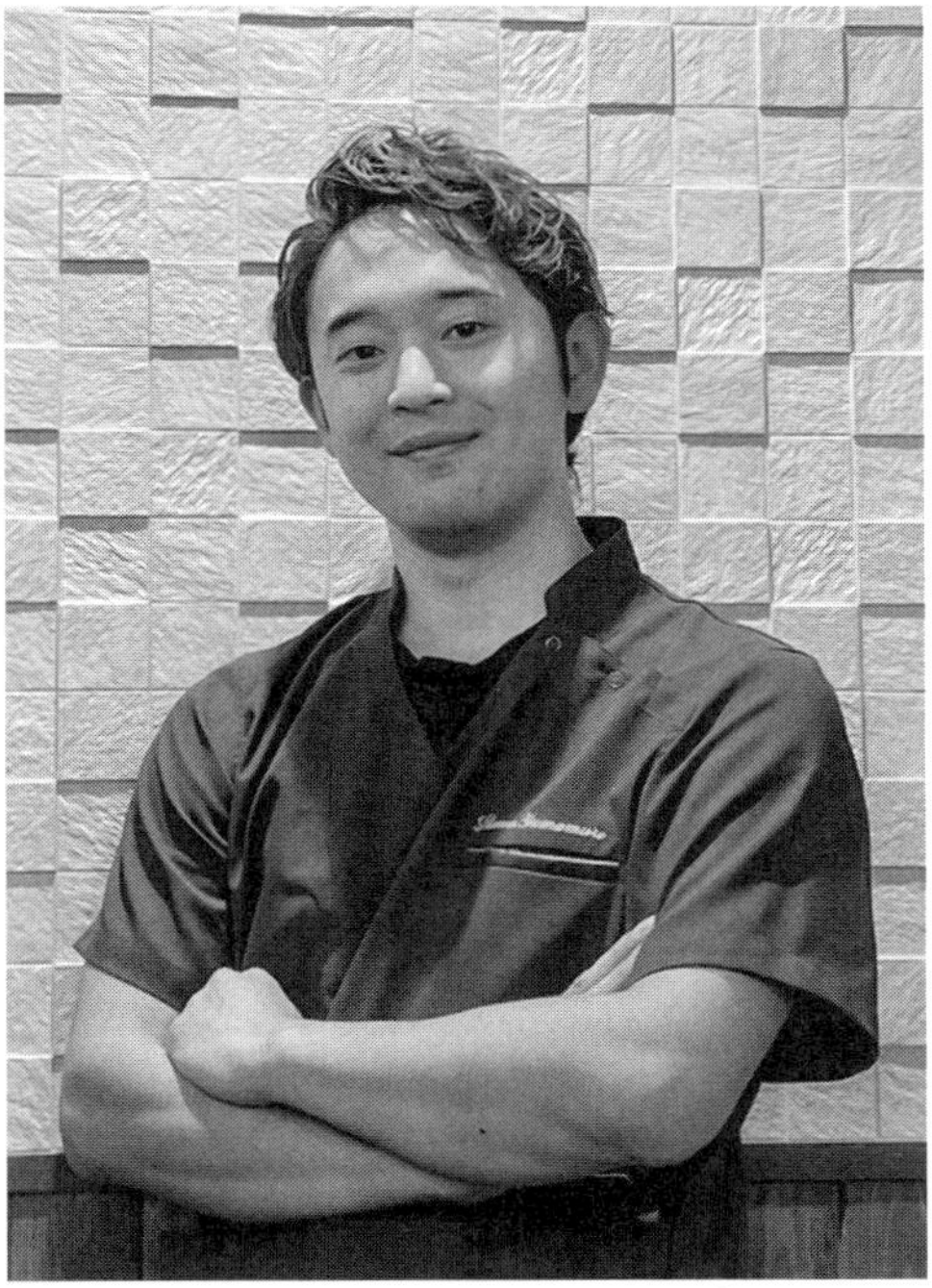
患者様の悩みに伴走し、“一緒に治していく施術”がモットーの山室嵩眞院長。

その理由は、人の体は肌の直下に〝筋膜〟と呼ばれる組織が、全身タイツのように複雑に張り巡らされているからです。つまり、一般的に言われているよ

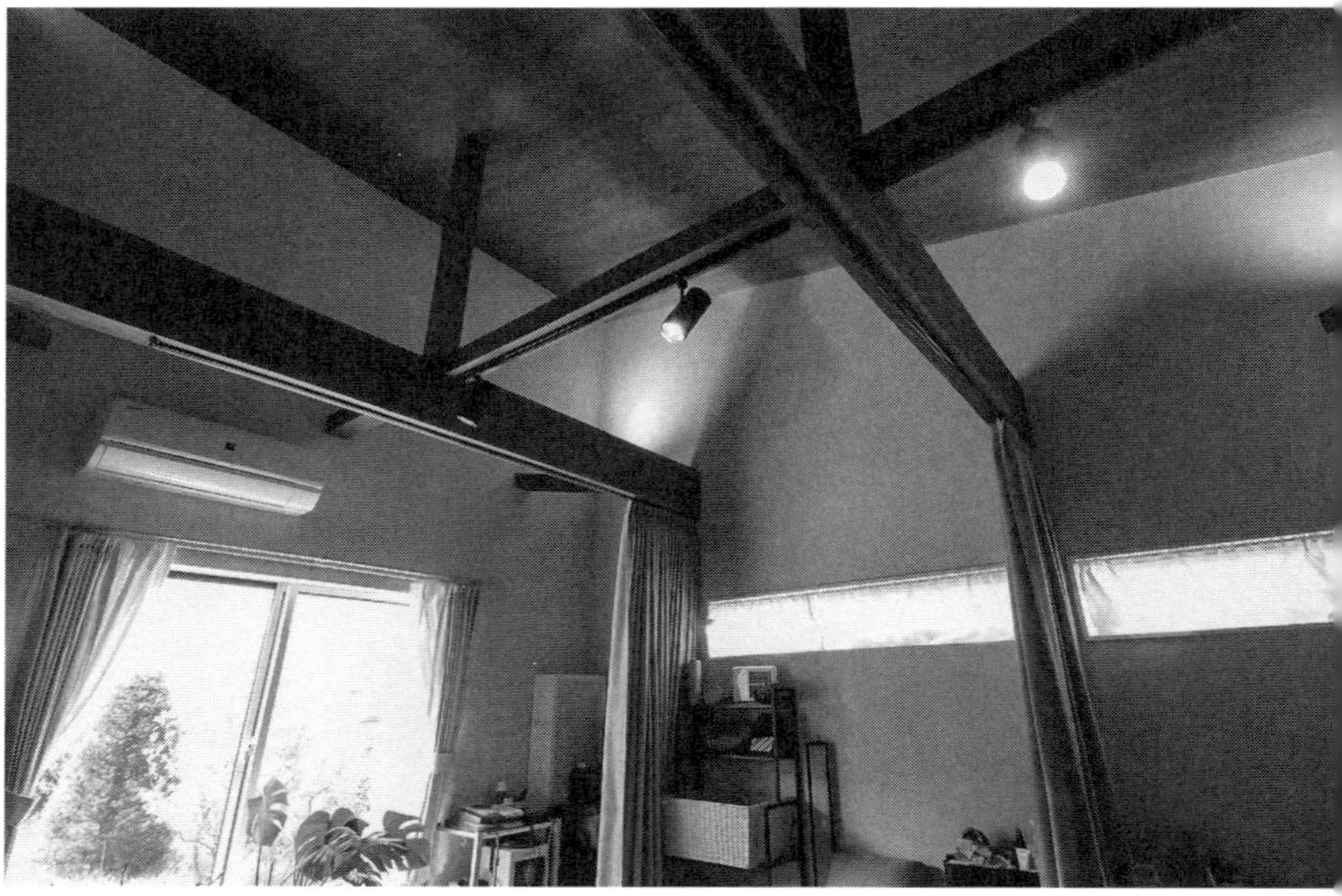

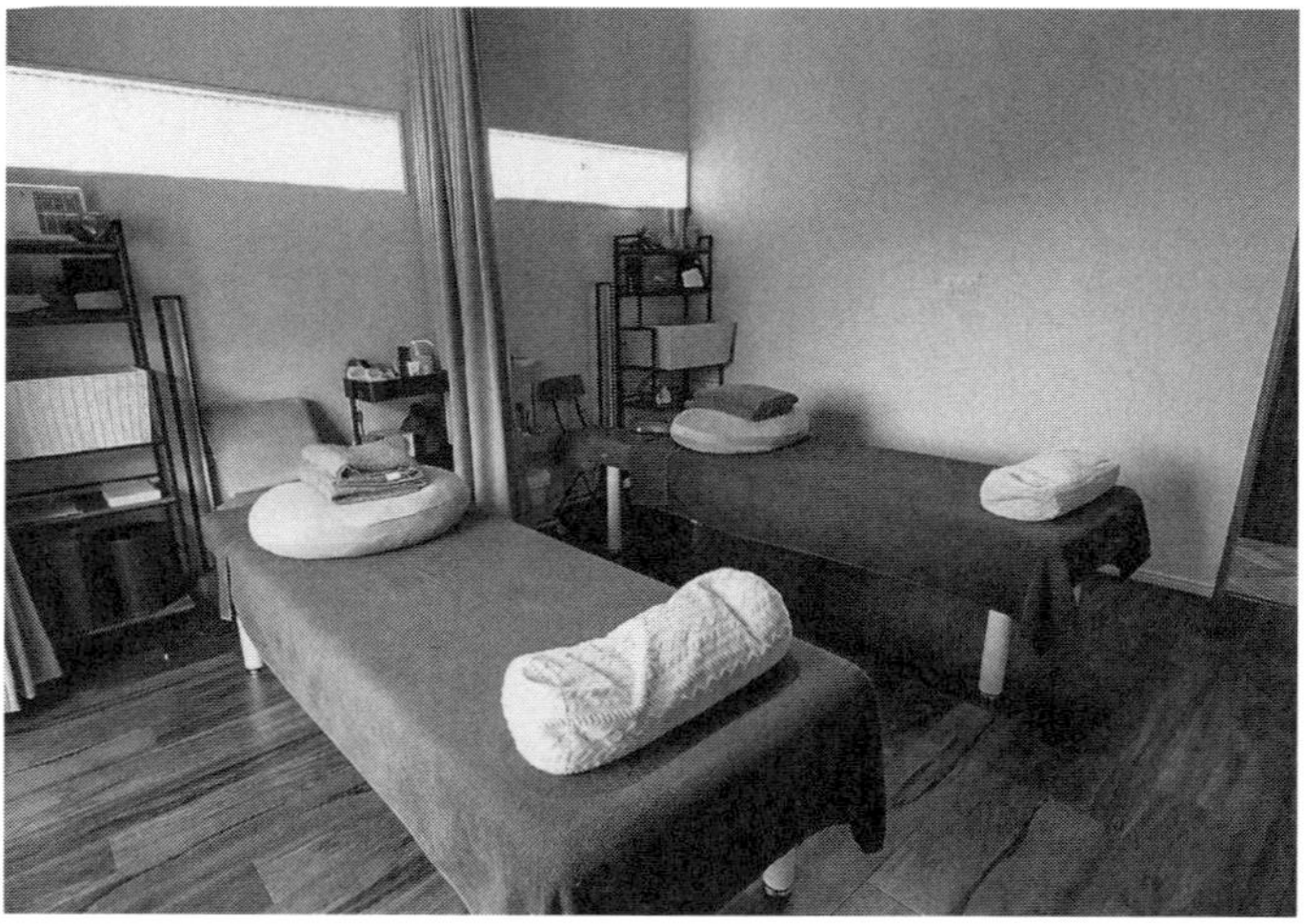

山室 嵩眞 院長

美容整体サロンLaksmi（ラクシュミー）／ひだまり鍼灸接骨院
（長野県茅野市）

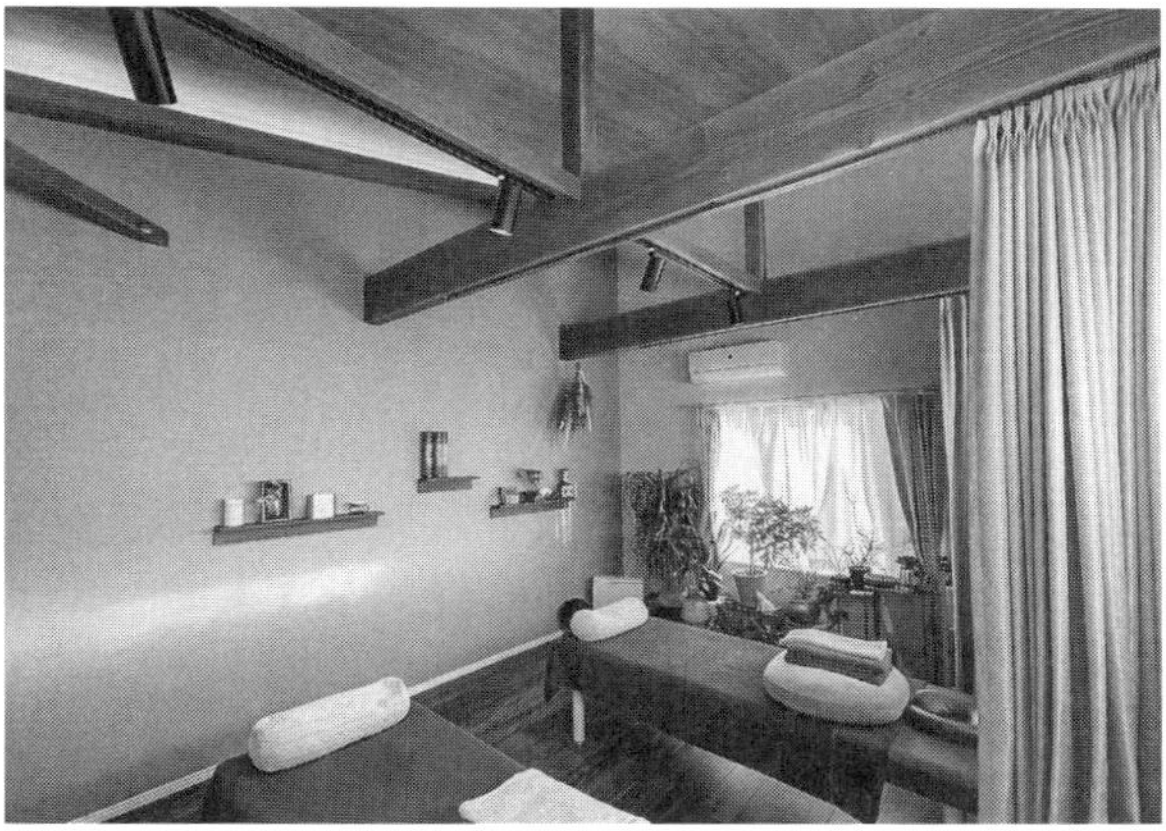

天井が高く、開放感のある施術室。やや照明を落とした落ち着いた空間のなか、心からリラックスしてぜいたくな時間を過ごすことができる。

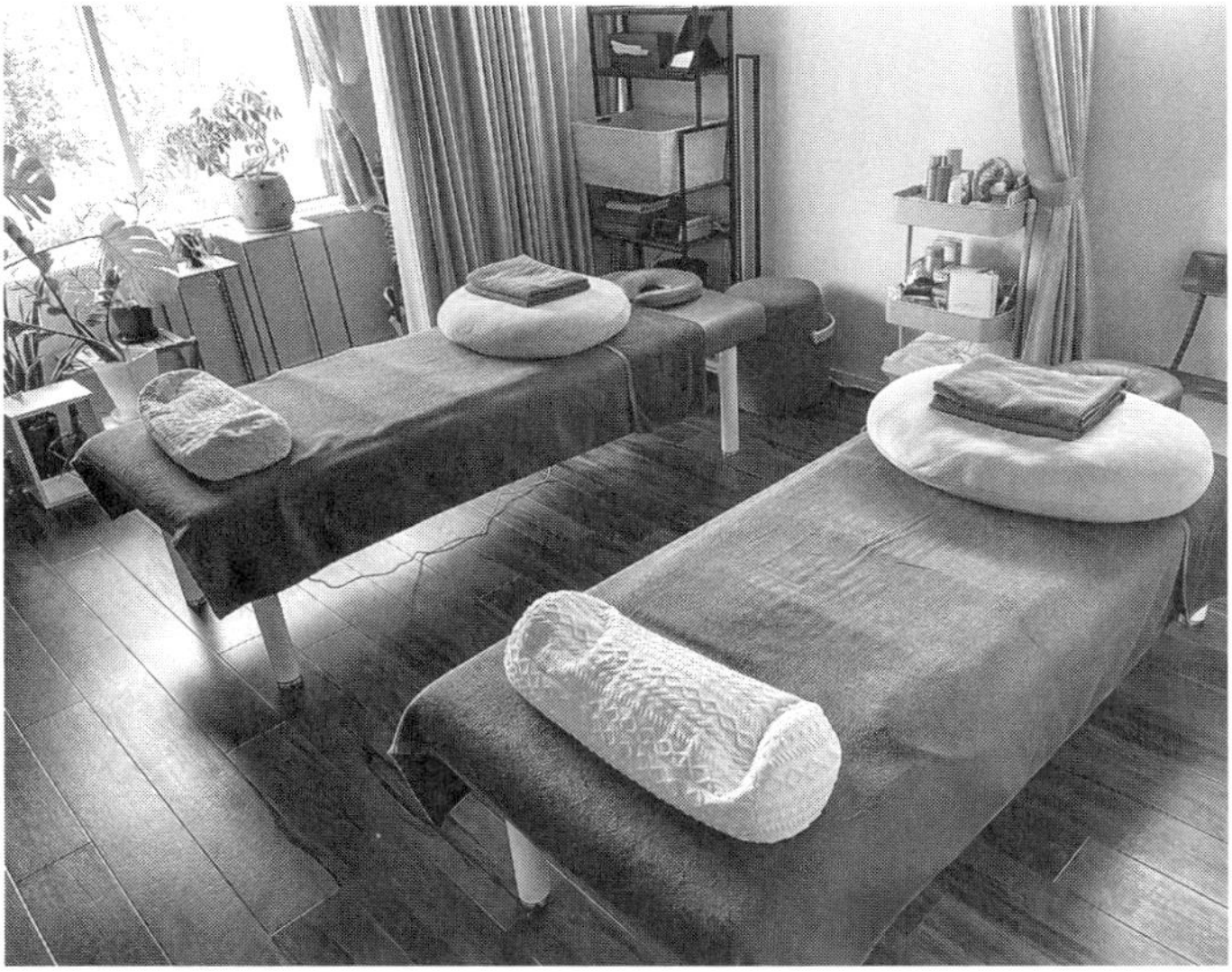

うに、「体はつながっている」のですから、改善したい悩みとつながっている部位の施術を行うことで、本来の意味でのトータルケアが実現できるというわけです。

たとえば、腰の症状改善のために、すぐ近くの足の施術をするというのは想像しやすいと思いますが、頸部や腕など一見まったく関係ないと思われがちな部位でも、じつは体の中でつながっていることがあります。

当サロンではこの考え方を、施術のベースにしています。その結果、腰痛の患者様に対して施術を行うと、主訴部分の症状改善だけでなく、別の部位で思わぬ改善の効果を体感できることも珍しくありません。該当部位の施術を行っていないにもかかわらずくびれができたり、ヒップアップしたり、バストアップしたり、といったように。これが「OGUCHI式美整体」であり、当サロンの特徴でもあります。

患者自身も気づいていない情報まですくい上げる

私自身、専門学校時代から起算して12年間にわたって、このOGUCHI式を学びま

山室 嵩眞 院長
美容整体サロンLaksmi(ラクシュミー)／ひだまり鍼灸接骨院
（長野県茅野市）

したので、私の施術の根源がここにあります。その効果を最大限に発揮するために、初診の段階でできるだけ詳しい症状、栄養状態の把握に注力しています。その意味では、「当サロンでは○○の施術が特徴です！」といったキャッチコピーで大々的にアピールするというより、患者様の体の状態を細部まで知るためにもカウンセリングに最も注力していると言えます。

最初の段階で重要なのは、**患者様と我々施術者の徹底した情報共有**です。単にカウンセリングで話を聞くだけでは足りず、全身各所の可動域のチェックや症状がある箇所、痛む箇所など、可能な限り具体的かつ局所的な情報を拾っていきます。そのためにカウンセリング、触診、視診（肌の色や赤み、充血や蒼白など）、可動域チェックのほか、症状によっては脈診と呼ばれる鍼灸の診察法を使います。それらの情報をもとに全体的に体を触って（触診）確認をしながら筋膜の調整を行い、施術のファーストコンタクトが始まります。

このときの感覚は施術者の主観で捉えるものなので表現が難しいのですが、強いて言えば「筋肉や組織そのものの硬さ（柔らかさ）」「（筋肉的な）腫れや膨張具合、むくみ」

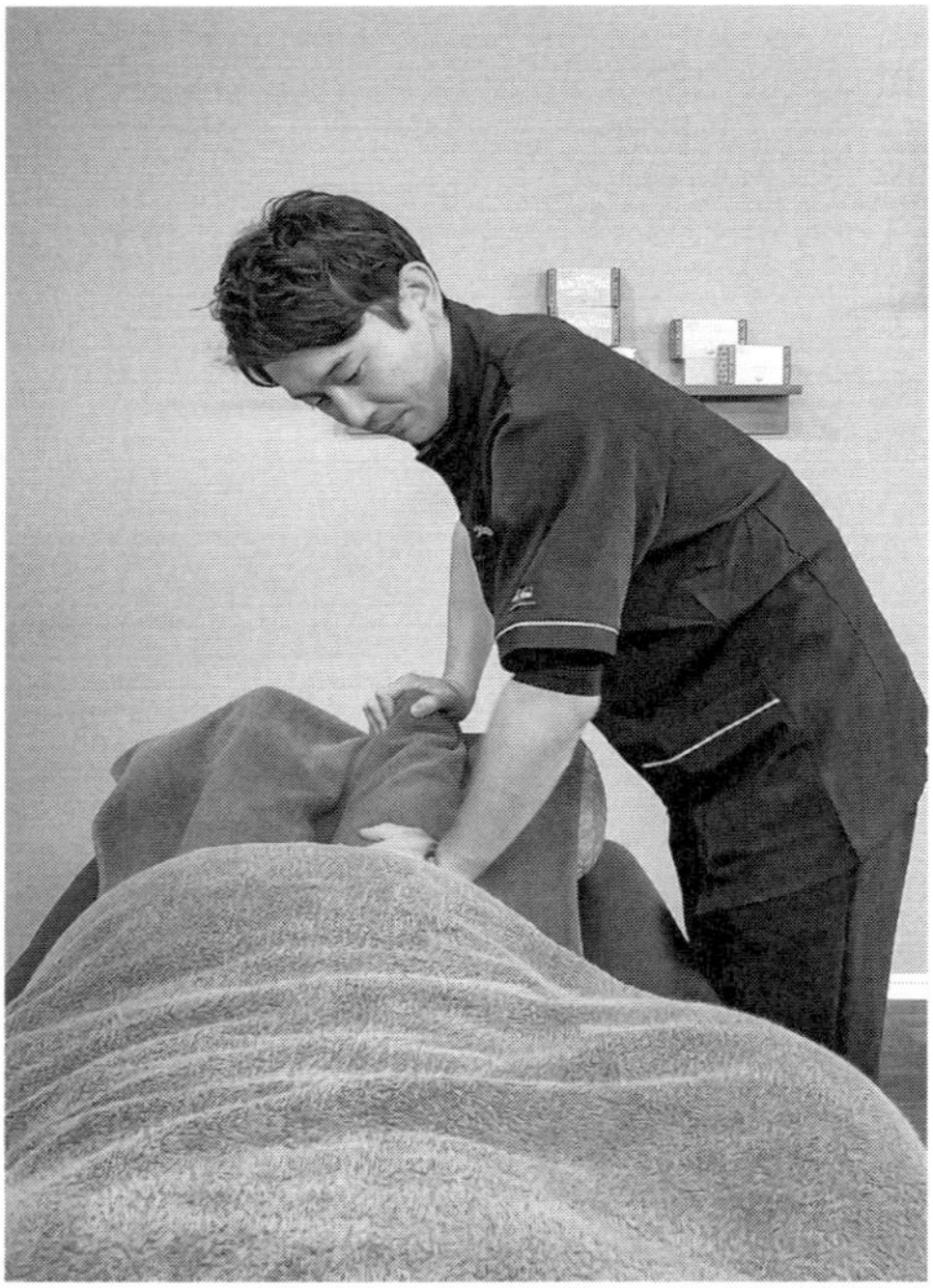

カウンセリングだけでなく、触診や視診、可動域のチェックなどを通して、患者様の体の状態を詳細に読み取っていく。

「体温、部分ごとの温度差」「経験則にもとづく違和感」などを注意深く観察しながら情報を具体的かつ限局化していく、というイメージです。

重要なのは情報収集ではなく、あえて「情報共有」と表現したのは、**患者様からの主訴部分以外の情報までくまなく確認・把握し、お互いに共有することに目的がある**からです。患者様から直接伝えてもらったことのほか、ファーストコンタクトの段階で施術者が得た情報をフィードバックすると、「言われてみれば！」「気がつかなかったけど」「そういえばそれも言い忘れていた」という反応が返ってくることもよくあります。私自身も身に覚えがありますが、病院に行って診察が終わって帰宅の途についてから「しまった、伝え忘れた」といったことが起きないように、患者様の主訴部分以外にも目を向けて施術者側から積極的に引き出していく、と言えばわかりやすいでしょうか。

ここまで情報を把握し、患者様と共有して、ようやく施術がスタートします。

「患者様と一緒に」症状と向き合う

施術にあたって大事にしているのは、**「1回で改善しようとしない」「患者様と一緒に」**です。誤解のないよう最初にお伝えしておくと、これは決して「症状が改善しない場合は患者様のせいにする」とか、「1回で改善させる気はない」とか、「何度も通ってもらわないと困る」といったビジネス思考から来るものではありません。物事は何でもそうですが、「よし！　やるぞ!!」と意気込んだときほど力んで失敗しがちなのは、みなさんもご経験があると思います。

施術もこれと一緒です。

とくに施術者側のマイナス思考や不安な気持ちは、たとえ会話をしていなくとも、体に触れたことによって自然と伝わるものです。新人のときなどはわかりやすくて、「ベテランの先生じゃなくて、自分でいいのかな？」なんて思いながら施術をすると、本当に症状は改善しません。

だから「今日の症状、これで変わると思うんだよなぁ」「前回はこんな感じだったから、今日はこれで改善するといいなぁ」といった感じで向き合うようにしています。当然これは十分に情報収集して、施術のシミュレーションをした上でのことです。

そして一番大切なのは、「患者様と一緒に」です。

一緒に「何をする」と言わないのには理由があって、ここには「施術」「生活」「向き合う」「改善」など、いろいろな言葉が入るからです。

昨今、ネットの普及でみなさん陥りがちなのが、ご自身の症状の思い込みです。これ、じつは本当に困っていて、表面に出てきている〝症状〟だけを見て「ネットに書いてあ

山室 高眞 院長

美容整体サロンLaksmi(ラクシュミー)／ひだまり鍼灸接骨院
（長野県茅野市）

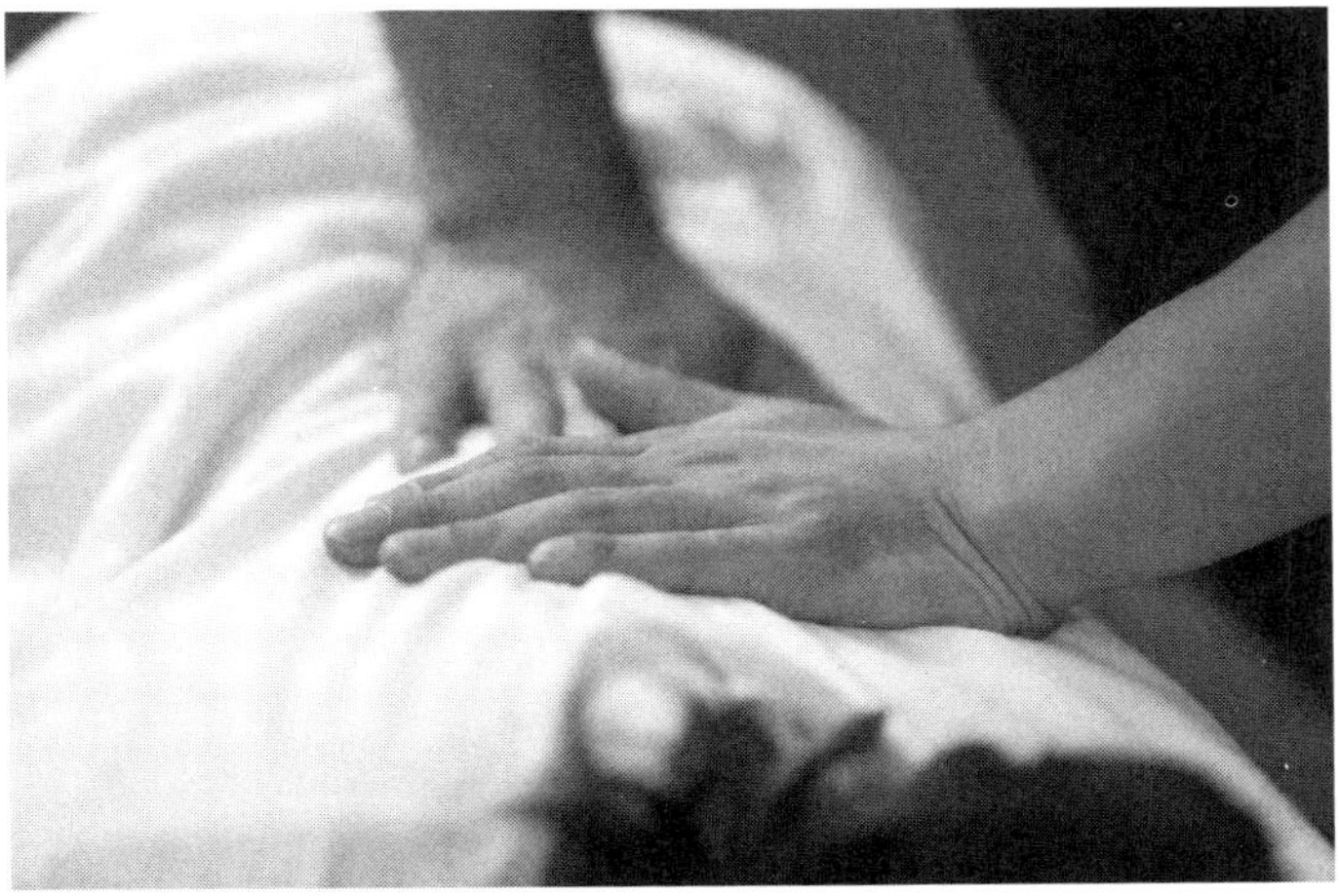

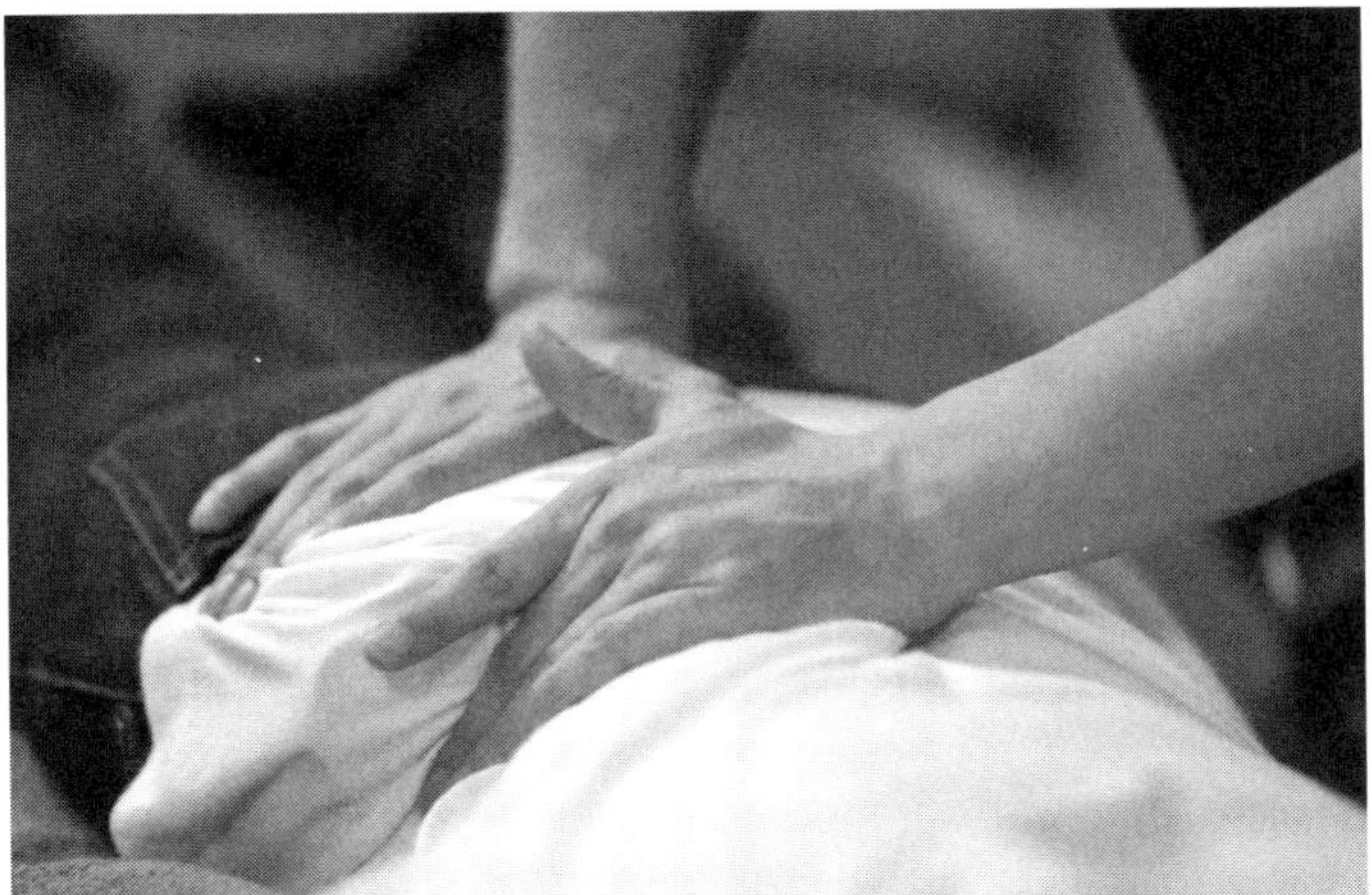

筋膜にアプローチすることで、患者様自身の悩みが改善するだけでなく、全身のトータルケアが可能になる。

るコレ（病名や症状名）と一緒だ」と判断し、「先生、私、〇〇だと思うんだけど診てもらえる？」となってしまうんです。

そうすると客観的に状態を把握したとき、仮にまったく違う症状だったとしたら、患者様のなかで本当の原因・根本がわからなくなってしまうんです。思い込みから新しい事実ができてしまう。

こちらとしても、実際の症状と思い込みの症状が明らかに異なるという状況でなければ、患者様の意見を否定することはしません。

ですが、だからこそ、「こうなっている原因って、じつは〇〇にあるんですよ」とお伝えすることで、**患者様にも一緒に症状改善のお手伝いをしていただけるように心がけています。**

実際、我々施術者に任せれば全部治る、というケースはほとんどなく、たとえば患者様ご自身にモチベーションがあって、初めて協力態勢を組むことができるようになります。とくに肩凝りや腰痛などの慢性症状は治療も長期にわたりますので、生活を根本から見直していただく必要があります。これはもちろん、患者様ご自身の自覚や協力がなくては、そもそも成り立ちません。そのほか、症状はセラピストが担当する。原因や根本は、患者様も一緒に改善できるように頑張る。そういう役割分担がどうしても必要なんです。

風邪だってどんなにいい薬があっても、条件がそろわなければ1回で治癒することはありません。ですから患者様には1回で治ることを期待するのではなく、**「自分の体なんだから人任せにせず、一緒に向き合って改善させる」という思いで私たちを頼ってもらいたい**と思っています。

また、設備面のお話をすると、当サロンではエコー（超音波画像診断装置）を導入しています。これは美容整体サロンや整体院にはおそらく十中八九なく、また地方の整骨院・接骨院にもほとんど配置されていないと思います。

この装置は、私自身が柔道整復師として「活用できるものは何でも十分に活用したい」という思いもありますが、それよりも**外傷といわれる〝ケガ〟の最前線にいる以上、レントゲン、MRI、CTを備えている整形外科のレベルに匹敵するような確固たる根拠**

が必要になる場合があるからです。

そこで我々、柔道整復師が使える画像判断の一つに、エコーがあります。診断まではできないにしても、たとえば捻挫の患者様に対して「単なる捻挫」として処置しても、じつは骨折していたなどという状況もあるのが現実です。そんなリアルな環境のなか、エコーがあれば、少なくとも一見捻挫に見える症状を「単なる捻挫」と誤って処置しないための判断材料としては十分すぎる根拠となり、その場で説明が聞けて状態がわかるという点では患者様も安心すると思います。

実際に、「エコーがあってよかった」と助けられた症例も数多くあり、患者様の体の状態をご自身で確認、納得していただいてから治療に向かう、という流れが実現できています。

柔道整復師になることが子どもの頃から夢だった

私が治療家を志したのは、それが子どもの頃からの夢だったからです。

山室 嵩眞 院長

美容整体サロンLaksmi（ラクシュミー）／ひだまり鍼灸接骨院
（長野県茅野市）

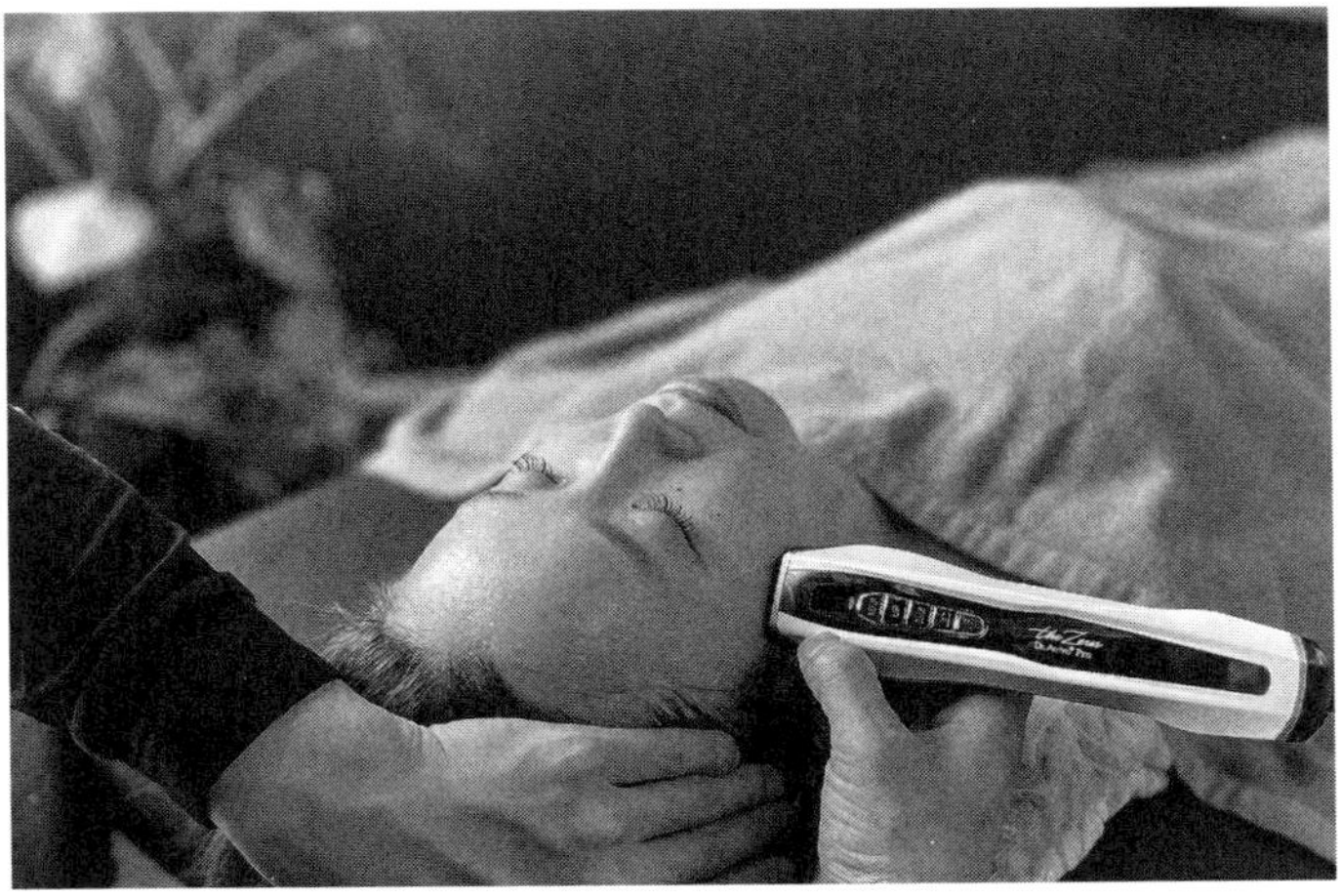

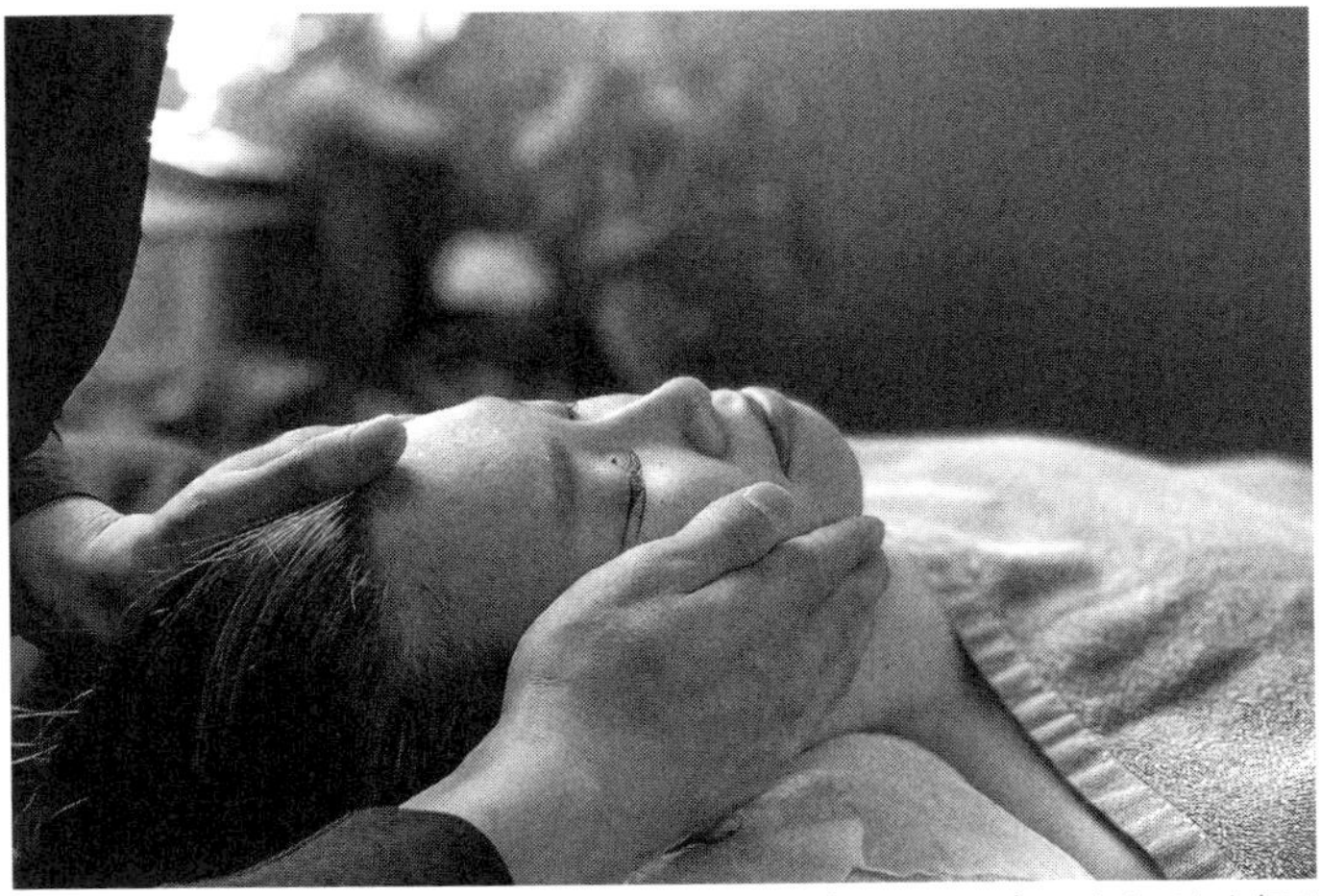

小顔整体を含む「全身美整体」は、『美容整体Laksmi（ラクシュミー）』のなかでも人気メニューの一つ。

私には7歳年の離れた妹がいますが、「メビウス症候群」という難病指定の先天性麻痺を抱えて生まれてきました。夏休みには長野県立こども病院へ妹のリハビリに付き添ったりしていましたが、そこで理学療法士や作業療法士、言語聴覚士といった方々と話をすることで、自然と医療に興味を持つようになったのです。そのときは子どもながらに「人が人を治すなんてすごいことだ」と感じたことを今でも覚えています。

やがて自分自身がスポーツでケガをした際に、地元の整骨院で柔道整復師として働いている方と出会い、柔道整復師という職業に強い興味を抱くようになりました。同時に、妹のリハビリを担当していた理学療法士や作業療法士、言語聴覚士の方々からもさらに詳しく話を聞くことで、「柔道整復師になりたい」という夢が強くなったのです。

このようにして、中学時代にはすでに「地元で開業する」という明確な夢を持っていました。また、高校時代も授業中に筋肉や骨の名前などを参考書で覚え始めるほど現実的な夢として真剣に取り組んでいました。

高校を卒業して専門学校へ進学すると、恩師の田尻賢さんによる「心の授業」を受講し、その内容に感銘を受けました。人間力を説くその授業は当時の私にグサグサと刺さ

山室 嵩眞 院長
美容整体サロンLaksmi（ラクシュミー）／ひだまり鍼灸接骨院
（長野県茅野市）

り、まさに雷に打たれたような衝撃を受けました。当時のメモやノートは、今でも見返すことがあるほどです。

そのときに出合った言葉・思いというのが、**「柔道整復師ではなく【治療家】。資格にとらわれず、多くの人の力で人を支えて、助ける志事。」**です。この言葉を胸に、あらためて「地元で開業する！」という決意を新たにしました。

異なるタイプの2人の先生との出会い

もともと、専門学校は国家資格を取るために行くところ、つまり国家試験に合格することが目的であり、逆に言えば卒業してもすぐには戦力になれないという認識がありました。私は将来的に独立することを前提に置いていたため、少しでも早く一人前になれるよう、在学中は整骨院でアルバイトに励み、最低でも月2回は整体や接骨に関するセミナーに参加していました。

そんなか、当時はまだご本人も学生だった大口先生と出会い、その確かな技術や豊富な知識に魅了され、開催されたセミナーはほぼコンプリートして学びました。今振り返ってもかなりの金額を投資してセミナー代に充てましたが、現在の私自身の知識や技術の多くは「ＯＧＵＣＨＩ式」がベースとなっていることを考えると、それは正解だったと胸を張って言えます。

また、もう1人尊敬する先生との出会いもありました。それが、接骨院外来で月に300人程度の来院患者数を誇る大榎良則先生です。

大榎先生は、外傷と言われるケガの処置・加療に深い知識と経験、技術があり、言わば【外傷特化】のタイプです。実際、業界内では「王道」として知られています。

私は、「柔道整復師であるからには、確固たる知識と技術をもって外傷の治療にあたりたい」、また「地元で地域医療（整形外科を中心に病院と接骨院の提携）を構築したい」という想いから、大榎先生に師事して勉強させていただくようになりました。

一方、大口先生は「美容面から健康面、ボディーメンテナンス」と多岐にわたる施術が可能なオールラウンダーですが、強いて言えば【美容特化】のタイプです。

こうして「美容特化のオールラウンダー・大口先生」「外傷治療の王道・柔道整復師の大榎先生」という二本柱を中心に、自身の思想と施術のあり方が構築されたというわけです。

なお、この2人の考え方や施術方法以外にも、確たるエビデンス・理論・伝統（文化）があるもの、信頼する先生が結果を出しているものなどから、自分で必要と思ったり、興味を持ったりした施術方法や考え方については、「現状維持は退化」というモットーを掲げて今も継続して学びを続けています。

また、前述の通り、学生時代のアルバイトは整骨院一筋！ と徹底していたのですが、アルバイト（研修）時代から正社員、あるいは1人の柔道整復師として勤務をするなかで、顧客管理や予約管理、レセプト業務と言われるような保険申請業務まで、必要と想定されることは積極的に学ばせてもらいました。

施術・現場が中心になりがちですが、会社の方針で一部の会議は社員も関わることができたので、経営の基盤はそこから学びました。その後、多少の紆余曲折はあったものの、子どもの頃からの夢であった独立を果たし、2024年4月に現在のサロンを開業することができました。

進化し続けるサロンを目指す

当サロンの立地ですが、団地の奥まった場所に家族所有の土地があり、そこに新築平屋を建ててオープンしました。コンセプトは文字通り看板のない【隠れ家的プライベートサロン】ですので、道中の看板や道案内看板などは設けていません。訪れる患者様が日常から離れ、心からリラックスできる空間にしたかったからです。

今後目指していくべき方向性は単純明快で、「常に進化し続けていくこと」です。この業界に限らず、ある程度の時間が経過して経験を積んだり、ある程度の域に達したりすると、進化をやめる人が多いと感じます。ですが、本当に信頼できるセラピストはもちろん、世界の歴史で考えても偉人と呼ばれる人物は諦めず、常に学び、進化し、成長し続けていました。

山室 高眞 院長

美容整体サロンLaksmi（ラクシュミー）／ひだまり鍼灸接骨院
（長野県茅野市）

ある人が「現状維持は衰退・退化」「学ぶは真似ぶ」という言葉を私に教えてくれました。実際、私が信頼・尊敬する人、ゴッドハンドと呼ばれて世界から必要とされる人は、常に1万歩先を見て、1万歩先を歩いています。この差は簡単に埋まるものではありませんが、やることは一緒で《可能な限り、常に新しい情報、技術を提供し続けること》です。

当サロンも初心を忘れることなく、患者様のためにも進化をし続けるサロンでありたいと考えています。

美容整体サロン
Laksmi（ラクシュミー）
／ひだまり鍼灸
接骨院
（長野県茅野市）

「ＯＧＵＣＨＩ式美整体」をベースにした施術で心と体に究極のリラクゼーションを提供

『美容整体サロンＬａｋｓｍｉ（ラクシュミー）』『ひだまり鍼灸接骨院』は、同一店舗内で二つのブランドを展開する地域密着型のサロン。いずれも「ＯＧＵＣＨＩ式美整体」の理論をベースに、全身のトータルケアを提供している。

美容整体サロンＬａｋｓｍｉ（ラクシュミー）では、美容整体をはじめ、フェイシャルケア、姿勢改善、リラクゼーションなどを通じて体の内側から美しさを引き出す。平屋建ての広々とした空間で受ける至極の施術は、とくに女性から高い支持を集めている。

一方、ひだまり鍼灸接骨院では、肩凝りや腰痛、スポーツ障害などの痛みや不調を改善するために鍼灸や接骨施術を提供。患者様一人ひとりに合わせた施術法をもとに、症状の改善だけでなく、根本的な原因を解消するために患者様に寄り添い、伴走している。

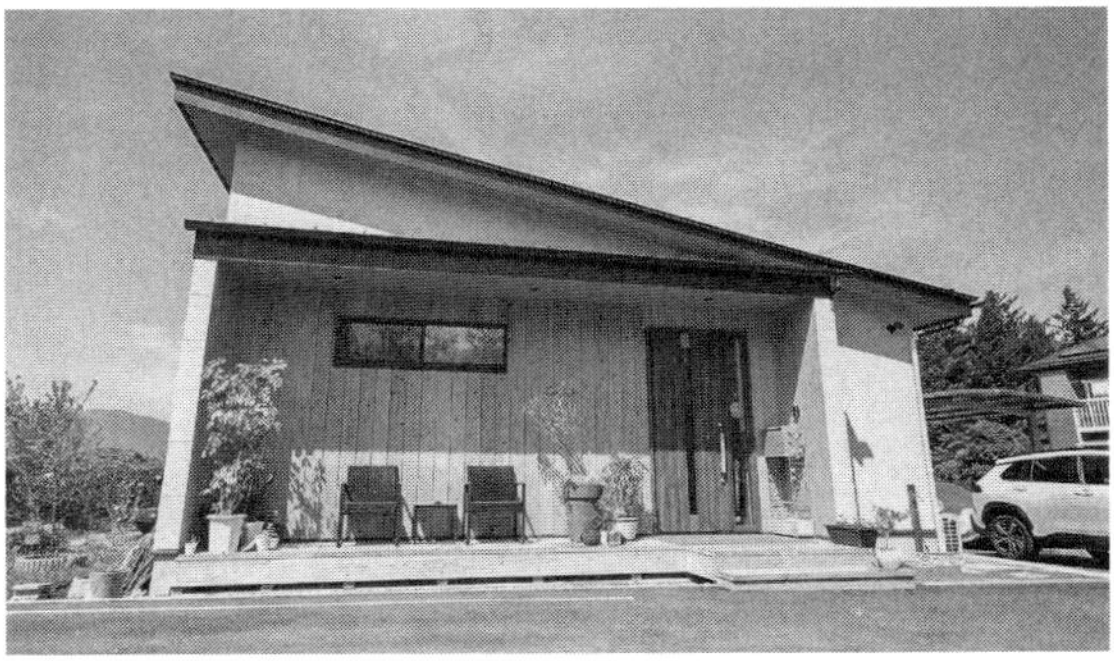

一般的な治療院のイメージを覆す傾斜屋根の戸建て造り。

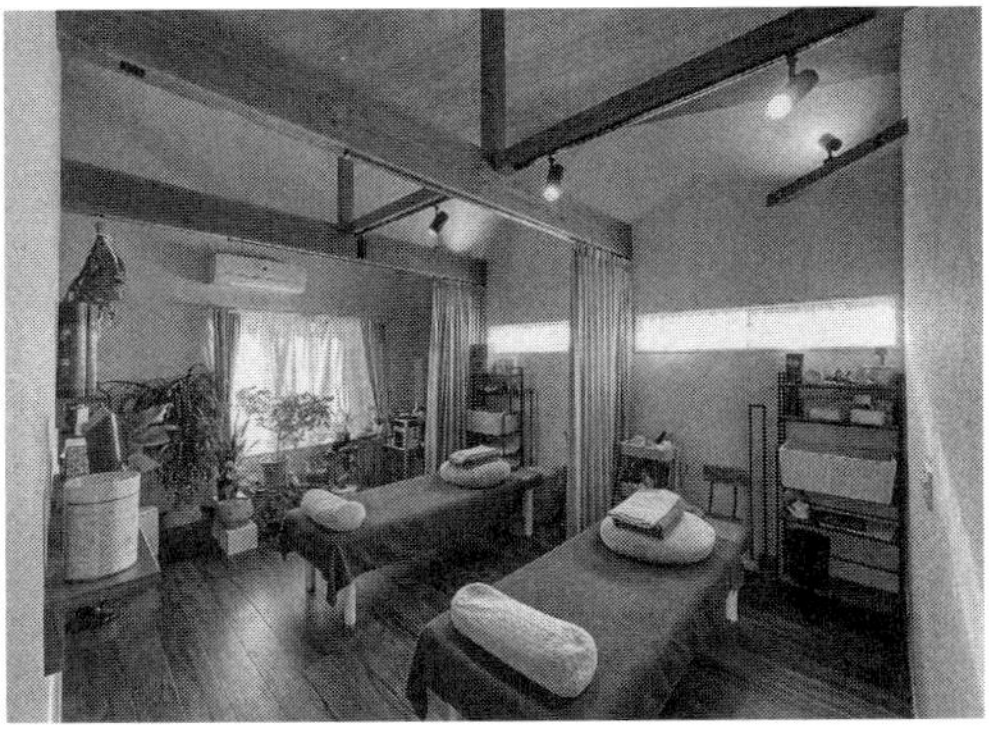

勾配天井が作り出す広々とした空間のなか、ゆったりとした気持ちで施術が受けられる。

Information

美容整体サロンLaksmi(ラクシュミー)／ひだまり鍼灸接骨院

〒391-0011　長野県茅野市玉川1676-2

営業時間
月〜金／9:00〜20:00
(19時最終受付)
土日祝／9:00〜16:00
(15時最終受付)
※日曜・祝日は不定休

電　話 0266-84-0784／080-5193-3588
H　P https://gems-makers.com/
Access JR茅野駅から車で12分／中央自動車道諏訪ICから車で20分

鈴木《すずき》 孝廣《たかひろ》 院長

東京都渋谷区

革命健康サロンSEREN

全身に量子エネルギーを浴びて
すべての細胞の周波数を整える！
あなたの体に革命を起こす
超最先端サロン

たった一度の施術で劇的な効果を生む「革命整体」

東京メトロの明治神宮前から歩いてすぐのビルに店舗を構える『革命健康サロンSEREN』は、2024年5月にオープンした完全会員制のサロンです。治療メニューについては、一般的にイメージされるような内容の整体メニューのほか、量子力学の理論をベースとしたヒーリングメニューも導入しており、これが当サロンの大きな特徴となっています。

当サロンの代表的な整体メニューは、「革命整体TAKAHIRO式」です。これは頭のてっぺんから足の先まで歪みがあるところを調整、あるいは矯正していきます。「調整」というのはおもに筋肉に対して。一方の「矯正」は、骨格に対してアプローチしていきます。**筋肉と骨格、両方のバランスを整えてあげることにより、体を本来の状態に戻す**ことが目的です。

なぜ「革命」という言葉を使うのかというと、一般的な治療院では、たとえば週に2回、1カ月ほど通ってやっと効果が出るところを、**一度だけの施術でも確実に効果を感**

鈴木 孝廣 院長
革命健康サロンSEREN
（東京都渋谷区）

じていただけるからです。

実際の施術では、筋肉の調整と骨格の矯正を行いつつ、利用者様には「右側と左側でどのように感じるか、しっかり確認してください」と、左右のバランスを意識していただくように伝えています。そうすると、脳がご自身の体本来の状態に気づくことができるようになるからです。そして、たとえば施術前よりもぐんと深く前屈できたりして体が柔らかくなったことが確認できると、「体の歪みが治ると、こんなに柔らかくなるんだ」「私の体って、本当は柔らかかったんだ」と言って驚かれるとともに、脳が体本来の状態を理解するのです。

脊椎の歪み矯正が悩み改善のカギ

施術の効果は、それだけではありません。

ほとんどの方が、「自分の体の不調は、これまで続けてきた自分の習慣にこそ原因があったんだ」と、自然に気づくことができるのです。たとえば、足を組む癖が体に悪影響を与えることは言うまでもなく、他にも信号待ちやエレベーターを待っているときの体重のかけ方というちょっとした習慣にも、歪みを生む原因は潜んでいます。そこをしっかり理解していただくことが、施術の効果をさらに上げることになります。

一般的なマッサージ店へ行くと、施術中はとても気持ちよいのですが、1日や2日で効果が薄れたり、ひどいときには店を出たときにはすでに「来たときと同じくらい体が重い」と感じたりする、といったご経験はないでしょうか。これは、マッサージというのは、筋肉だけにアプローチしているからであり、効果が短いことはある意味、当然の結果なのです。

根本的に不調を治すカギを握るのは、やはり骨格の矯正です。骨格がズレることで体全体に悪影響を与え、さまざまな病気につながっているからです。

そもそも人間の体の中では、「骨格」「筋肉」「神経」「血液」「リンパ」という五つの要素がぐるぐると巡って循環しています。**これらのうち一つでも歪んだり、あるいは悪くなったりすると全体の循環が滞ってしまい、体全体に影響を及ぼしてしまう**と私は考え

鈴木 孝廣 院長

革命健康サロンSEREN
（東京都渋谷区）

ています。

なかでも脊椎には神経が通っていますので、背中の骨がズレると神経が圧迫され、筋肉が固くなり、血液やリンパの流れが悪くなってしまいます。したがって整体メニューでは、おもにその歪みを正す、つまり**脊椎の矯正をメインに据えることによって、体の悩みを抜本的に改善して**いきます。

当サロンでは、施術後に骨格が歪まないようにするために気をつけるべき点や、改めるべき悪い習慣について、実際の症状に合わせて細かくアドバイスします。その内容を日常生活でも守ってい

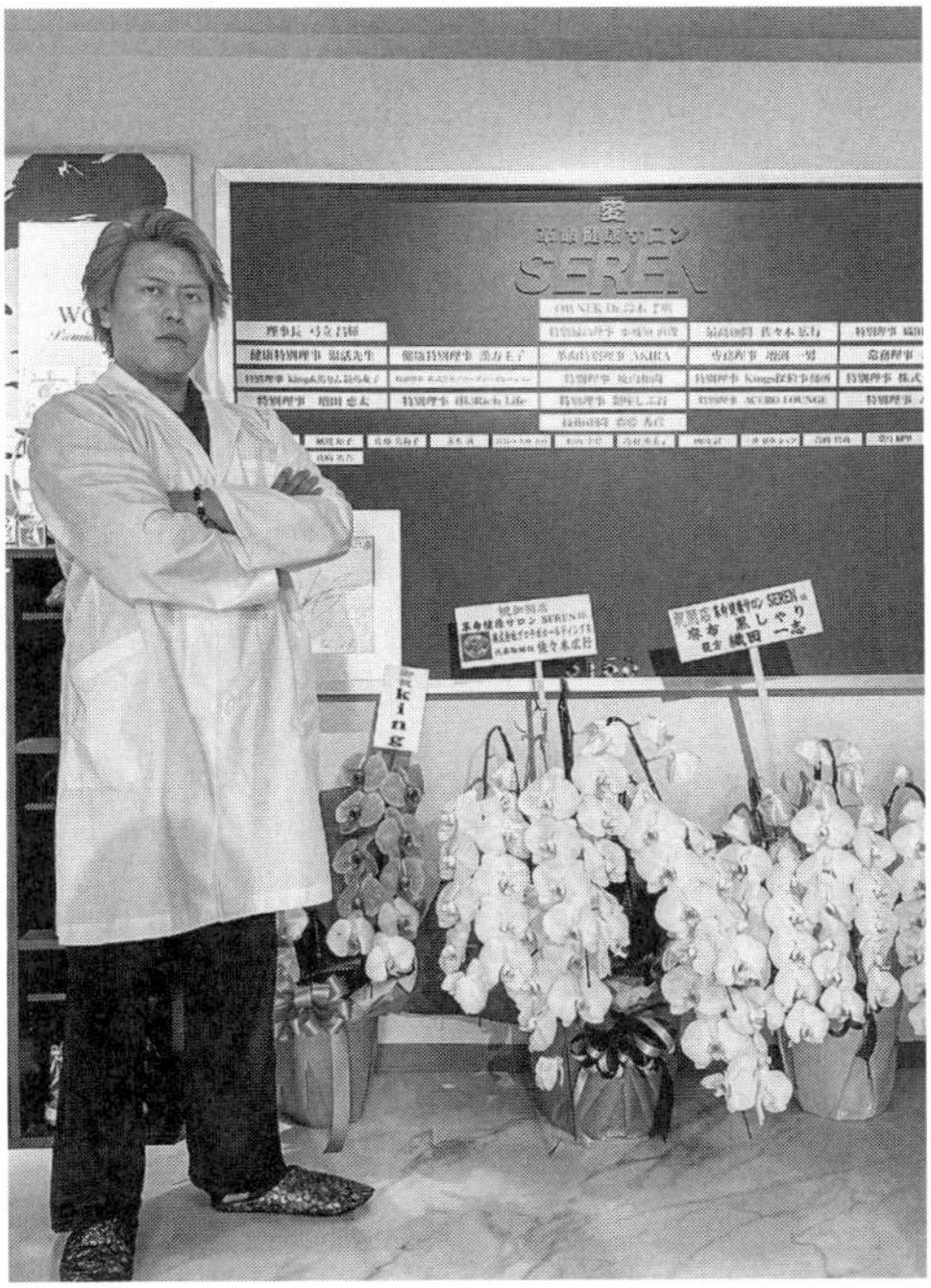

「多くの人に健康な体を手にしてほしい」と語る鈴木孝廣院長。

ただくことが、正しいバランスになった施術の効果を2週間、3週間、1カ月……と、長く維持することにつながります。

また、当サロンを訪れる利用者様は、基本的にどこか痛い部分があって悩んでいらっしゃる方が多いのですが、それ以外にもたとえば筋トレの効率を上げたいと望んでいる方もいますし、あるいはアンチエイジングの施術をご希望の場合は「究極黄金比小顔矯正TAKAHIRO式」や「全身牽引矯正TAKAHIRO式」というメニューをご案内するなど、個々の利用者様の目的とお時間に応じて対応しています。

実際に同じ方が、同じジムで、同じメニューをこなしていても、**骨格が歪んでいないときのほうが、はるかに高いパフォーマンスを出す**ことができます。これはエステに通っている人も同じで、骨格が歪んでいると残念ながらなかなか効果は出ません。

自転車のギア周辺がサビついてしまうと、力いっぱいペダルを漕いでもパワーをロスしてなかなか前に進みませんが、潤滑油をスプレーすると途端に回転が滑らかになり軽い力でぐんぐんスピードが出るようになった、というのはみなさんご経験があると思い

鈴木 孝廣 院長
革命健康サロンSEREN
（東京都渋谷区）

ます。当サロンの整体の効果は、まさにそんなイメージなのです。

量子メニューで体内エネルギーの流れを整える

このように「革命整体」では脊椎を中心にアプローチしていきますが、**量子メニューに関しては細胞の核にアプローチ**します。

量子というのは、分子や原子よりもはるかに小さな物質やエネルギーの単位のことであると同時に、私たちの体を構成するものでもあります。量子は波の性質を持ち、正しい波形を保つことで、私たちの健康は保たれています。

もともと、すべての物質には固有の振動数（固有周波数）があり、人間の組織や器官も例外ではありません。これは外部・内部にかかわらず物質が刺激を受けたとき、自然に振動する周波数のことです。ここでは、**超微弱な振動、いわば量子レベルの非常に小さなものを整えるという考え方が重要**になります。それは「ナノサイズ」よりもはるかに小さな世界の出来事ですが、その微細な振動によって本来の形に整えていきます。

このような視点から見ると、アインシュタインの「すべてはエネルギーだ」という言葉が思い浮かびます。つまり、**エネルギーの流れを整えることこそが、体の健康を取り戻すカギ**となるのです。

また、量子には「元に戻ろうとする力が非常に強い」という性質があります。量子は正しい波形で正しいエネルギーを保てるように共振することでお互いに支え合い、波形が崩れてしまった場合は元に戻すことで、そのエネルギーを保とうとします。このような量子エネルギーの性質を健康に応用できないかと考え、長年研究を続けたのが齋藤秀彦先生でした。

齋藤先生は当サロンの技術顧問であり、健康分野における量子エネルギー研究の第一人者です。先生はかつて富士通株式会社に勤務中、奥様のご病気をきっかけに、量子エネルギーと体の関係を40年間にわたって研究。その成果として、人工的に量子エネルギーを放出するシステムを開発しました。

この量子エネルギーは、細胞の核という最小単位まで作用する画期的な唯一のエネル

鈴木 孝廣 院長
革命健康サロンSEREN
（東京都渋谷区）

ギーで、国際特許も取得しています。先生は現在も量子エネルギー技術の応用研究にまい進されていますが、その齋藤先生が開発した製品が、当サロンにある量子カプセル、量子スペースシャトル、そして「精神と時の部屋」という最大8名収容のリラックスルームです。

量子の力で奇跡的な回復を見せたケースも

施術を受ける〝ハコ〟こそ違いますが、得られる効果についてはいずれもまったく同じです。

まず量子カプセルですが、こちらは一人用のサウナのように座って60分を過ごしていただきます。

また、量子スペースシャトルは、フルフラットに近い角度まで倒れるぜいたくな作りのリクライニングシートをしつらえた個室です。一昔前にメディアで盛んに取り上げられたトップアスリート用の酸素カプセルが、イメージとしては近いと言えるかもしれませんが、それよりもずっとゆったり過ごしていただけると思います。酸素カプセルは強制的に酸素を体に取り入れることで疲労やケガから早期回復させることが目的である一方、こちらは**量子エネルギーによる微細な振動によって細胞の核にアプローチし、正常な周波数に整える**ことが目的です。

カプセル、シャトル、そしてリラックスルームの「精神と時の部屋」。いずれも量子エネルギーの効果によって、**開始数分後にはどんどん自分の体が軽くなっていくのが体感できるはず**です。実際、ほとんどの方が、その心地よさから数分後には眠りに落ちていきます。そして1時間後に外へ出てきたときは、「まだ10分、15分くらいしか経っていないと思った」という声も多く、その言葉に〝細胞レベルで体が喜ぶ心地よさ〟の一端がうかがい知ることができるのではないでしょうか。

ほかにも、量子施術を受けた後の感想として多いのは、「首や肩が痛いとは思っていなかったのに、施術を受けてみたら軽くなった」という声です。自覚症状はなかったものの、量子施術を受けて初めて「ああ、自分は肩が凝っていたんだな」と気づくわけです。

また、「昨日ジムへ行ってひどい筋肉痛になっていたのに、施術を受けたら痛くなくなっ

鈴木 孝廣 院長
革命健康サロンSEREN
（東京都渋谷区）

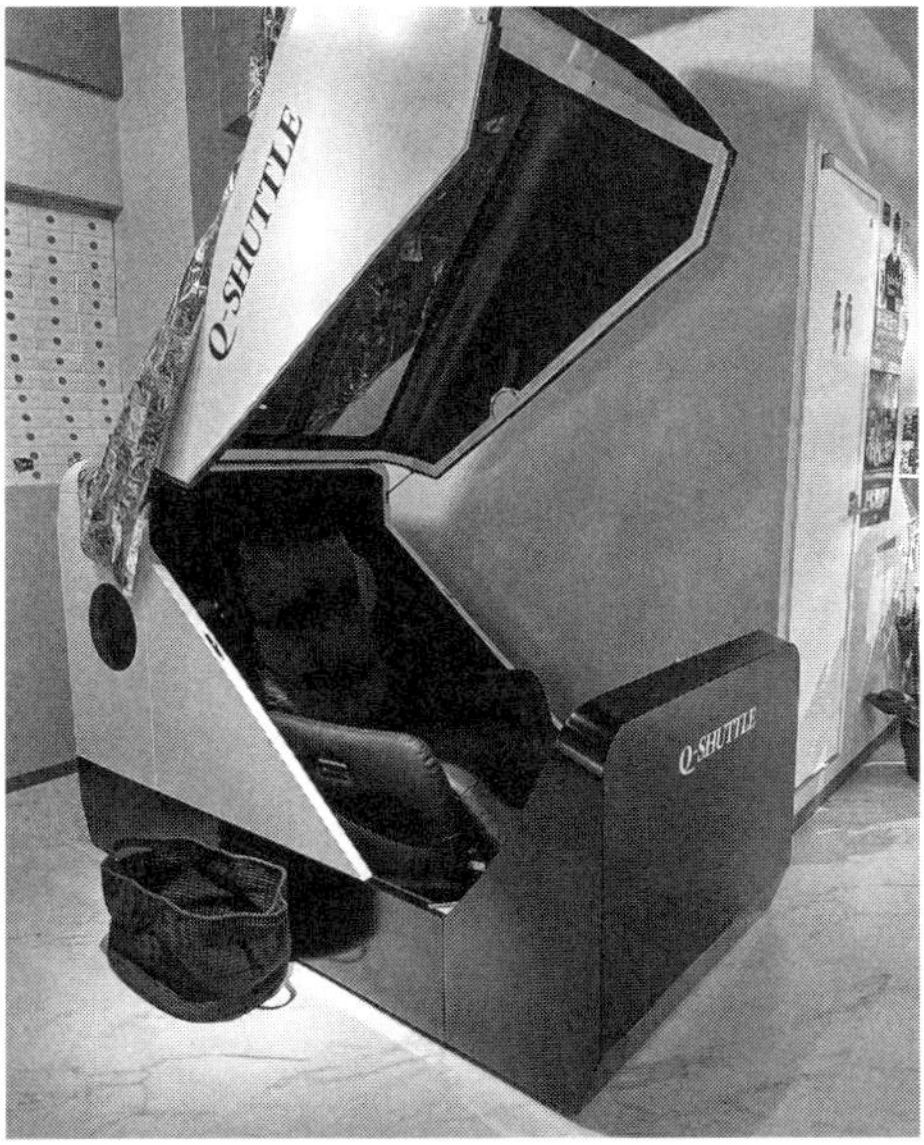

フルフラット近くまで倒れるシートに身を預けて極上のリラックスタイムを過ごせる世界初の量子スペースシャトル。

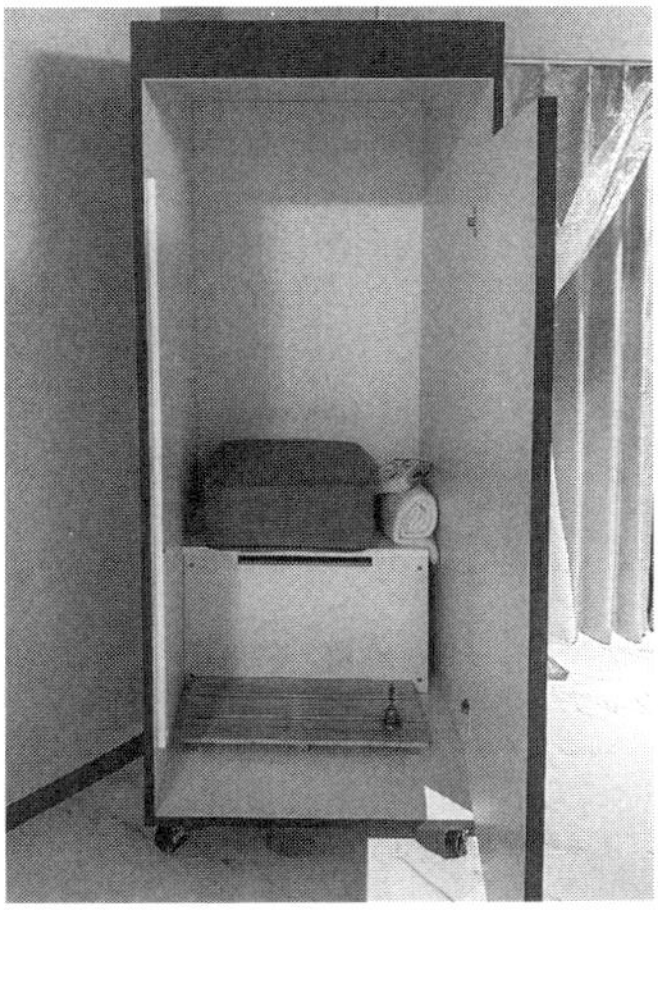

こちらも目に見えない量子エネルギーをシャワーのように浴びられる量子カプセル。

た」とか、「とくに体の不調があるわけではないけれど、友達の付き合いで来てみたら睡眠の質が変わって、すごくよく眠れるようになった」といった感想をいただくこともあります。あるいは、雨の日や季節の変わり目には古傷が痛んでつらかったけれど、それがすっかりなくなる方も少なくありません。

こうして量子エネルギーによる施術を受けることで体のコンディションの良さに気づく、逆に言うと、今まで気づかなかった体の悪いところを知る方も、じつはとても多いと言えます。

もっと深刻な症状を抱えた方のケースで言うと、糖尿病が進行して検査の数値が月を追うごとに悪化し、ついには足を切断するという話まで出ていた方が当サロンにいらっしゃったことがあります。じつはその方の息子さんがお父様を連れてきたのですが、当のご本人は量子シャトルを前に半信半疑というか、キョトンとした顔をされていました。でも、このまま黙って待っていても足をなくすだけだからと、藁をもすがる気持ちでシャトルを一日2時間、3回ほど続けて施術を受けると、次の検査では主治医もびっくりす

鈴木 孝廣 院長
革命健康サロンSEREN
（東京都渋谷区）

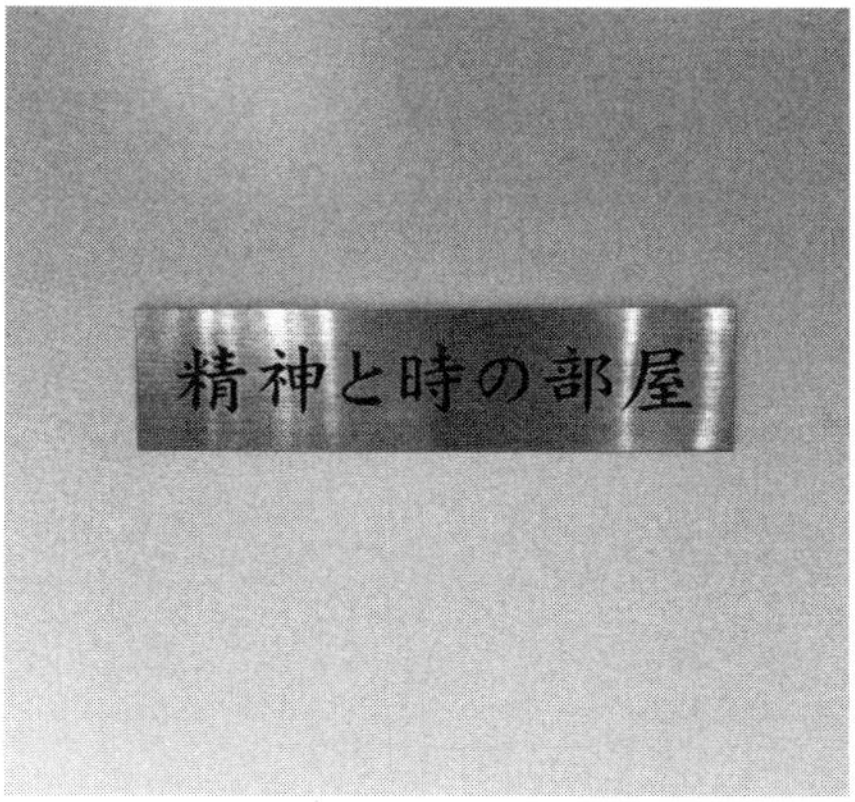

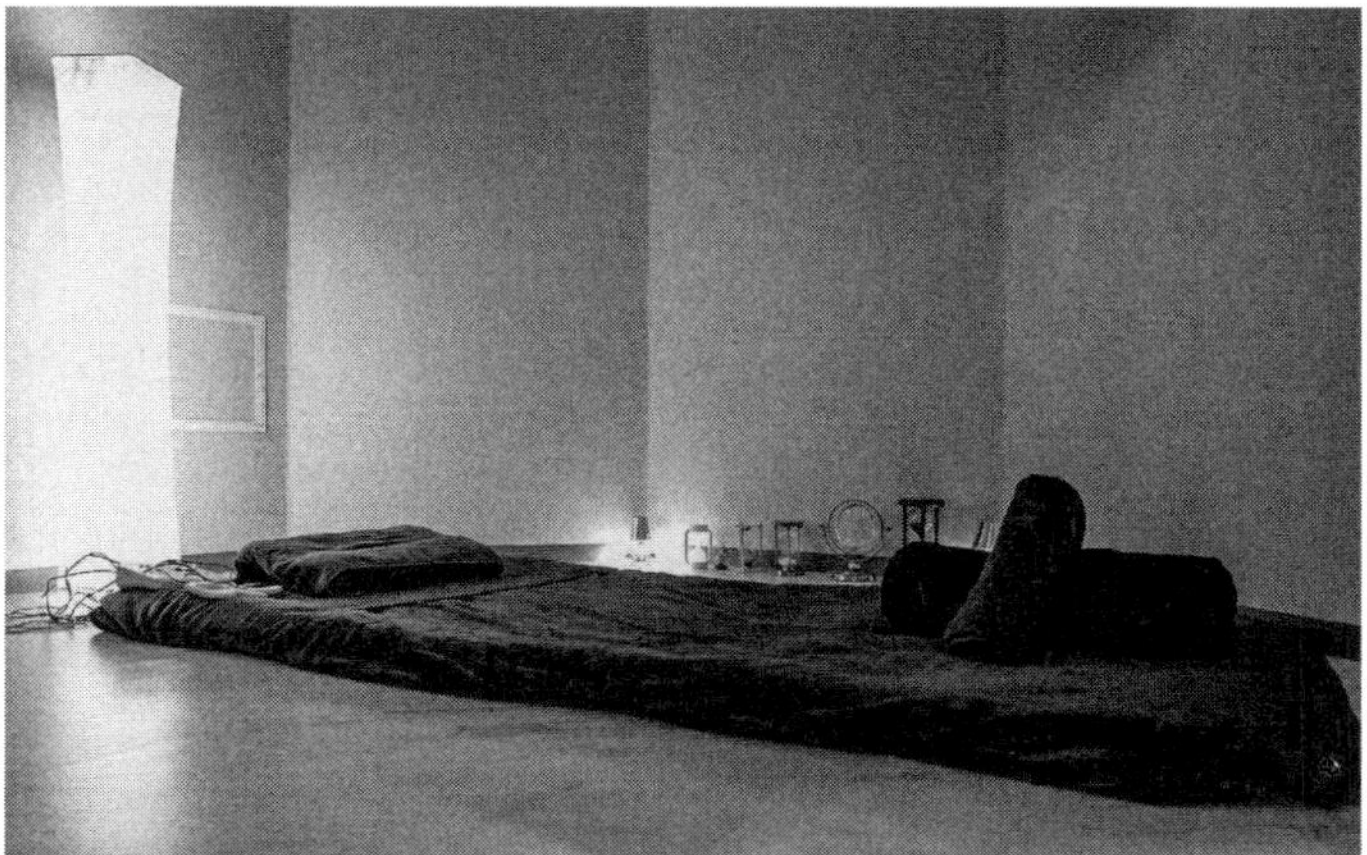

最大8人まで同時に利用できる「精神と時の部屋」。壁、床、天井をすべてアルミニウムで囲むことで高い量子エネルギーを保っている。

るような良い数値が出たのです。

他にも、骨折してしまった子どもが、わずか数週間で骨がつながったり、あるいは乳ガンが見つかり、すでに手術の日程まで決まっていた方が、たった一度の施術だけで跡形もなくガン細胞が消えていたりと、私自身が驚かされるようなケースも珍しくありません。

小難しい理論よりまずは体験を

このように、当サロンで提供している量子エネルギーによるヒーリングメニューは、「革命整体」と同様に、**たった一度の施術で革命的と言えるほどの大きな体感が得られます。** その量子の力を「いつでも・どこでも・どこにでも」と、もっと手軽に体験していただくため、齋藤秀彦先生の研究による量子の共振・共鳴技術をもとに開発、製品化したのが「I'm#39（アイムサンキュー）」という直径23ミリメートルほどのエナジーシールです。もともと体の不調の原因は、あるべき場所に細胞が留まることができなくなっ

鈴木 孝廣 院長

革命健康サロンSEREN
（東京都渋谷区）

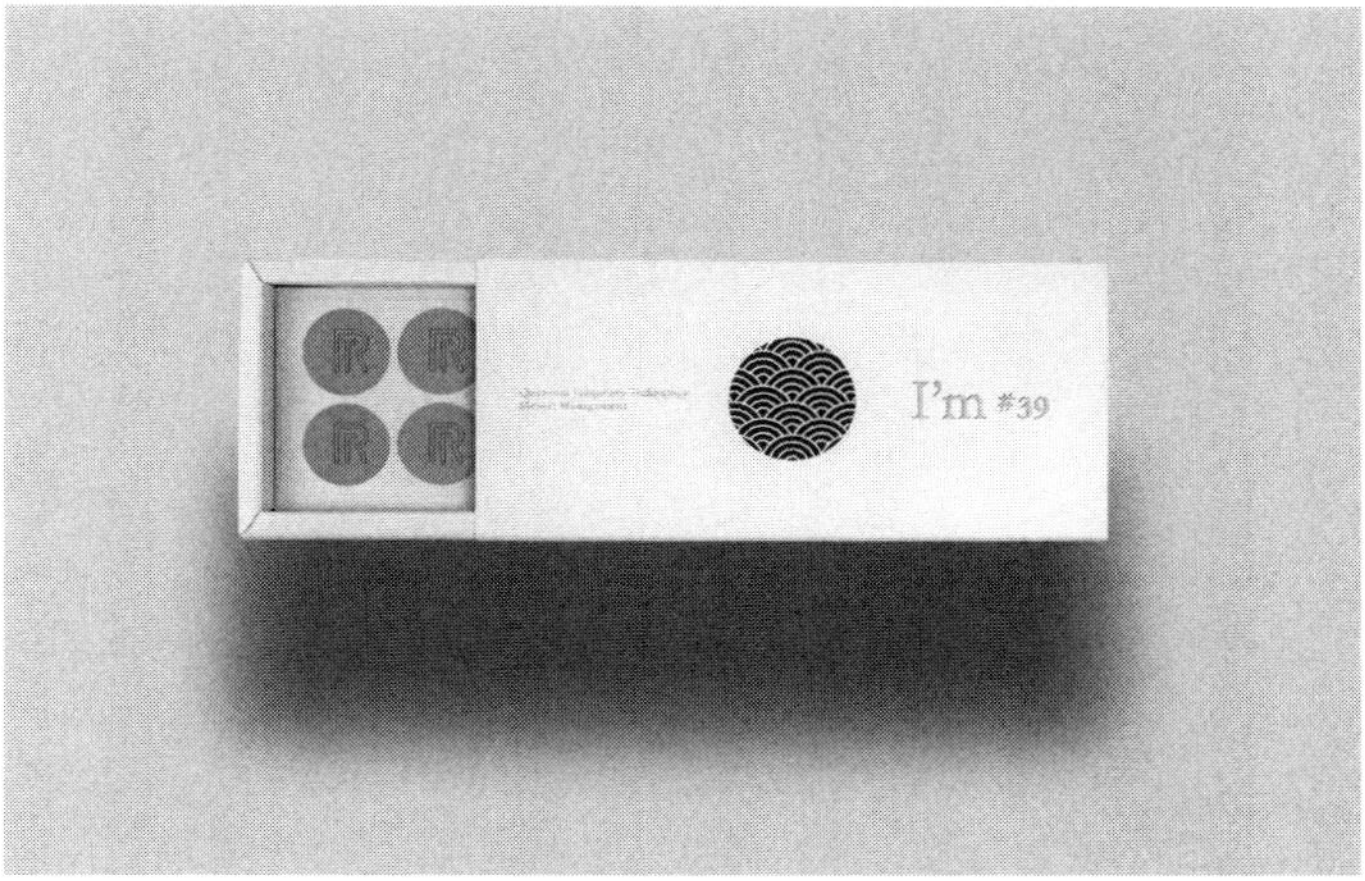

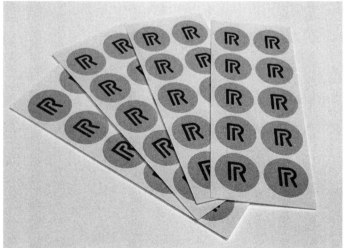

齋藤秀彦先生の研究により作り出された量子エネルギーを特殊な技術により転写・密閉したエナジーシール「I'm#39（アイムサンキュー）」。

ているからです。あらゆる量子のエネルギーが閉じ込められたこのシールは、調子が悪い場所に貼るだけで細胞の生体エネルギーを調節し、異変を元に戻して痛みや違和感を取り除くという、信じられないくらいの優れものです。

「量子の力を浴びて健康体になる」「貼るだけでケガが早く治る」などというと、なかには変に疑ってかかったりする方も当然いらっしゃいますが、実際に施術を受けた方のほぼ100パーセントから、「施術の直後から体が大きく変わった」「1カ月たったけれど、まだ体の調子がいい」「ウソみたいに傷が早く治った」といったお言葉を頻繁にいただきます。ですから**小難しい理論を理解するよりも、まずは体感していただきたい**というのが正直なところです。

ただ、一方で難しさも痛感しています。

量子というのはもちろん目に見えませんので、その効果をものすごく体感できたとしても、やはり信じられない、納得できないという意見も十分に理解できます。かく言う私自身も、実際に自分が試して納得しないものはまったく信じないし、受け入れること

鈴木 孝廣 院長

革命健康サロンSEREN
（東京都渋谷区）

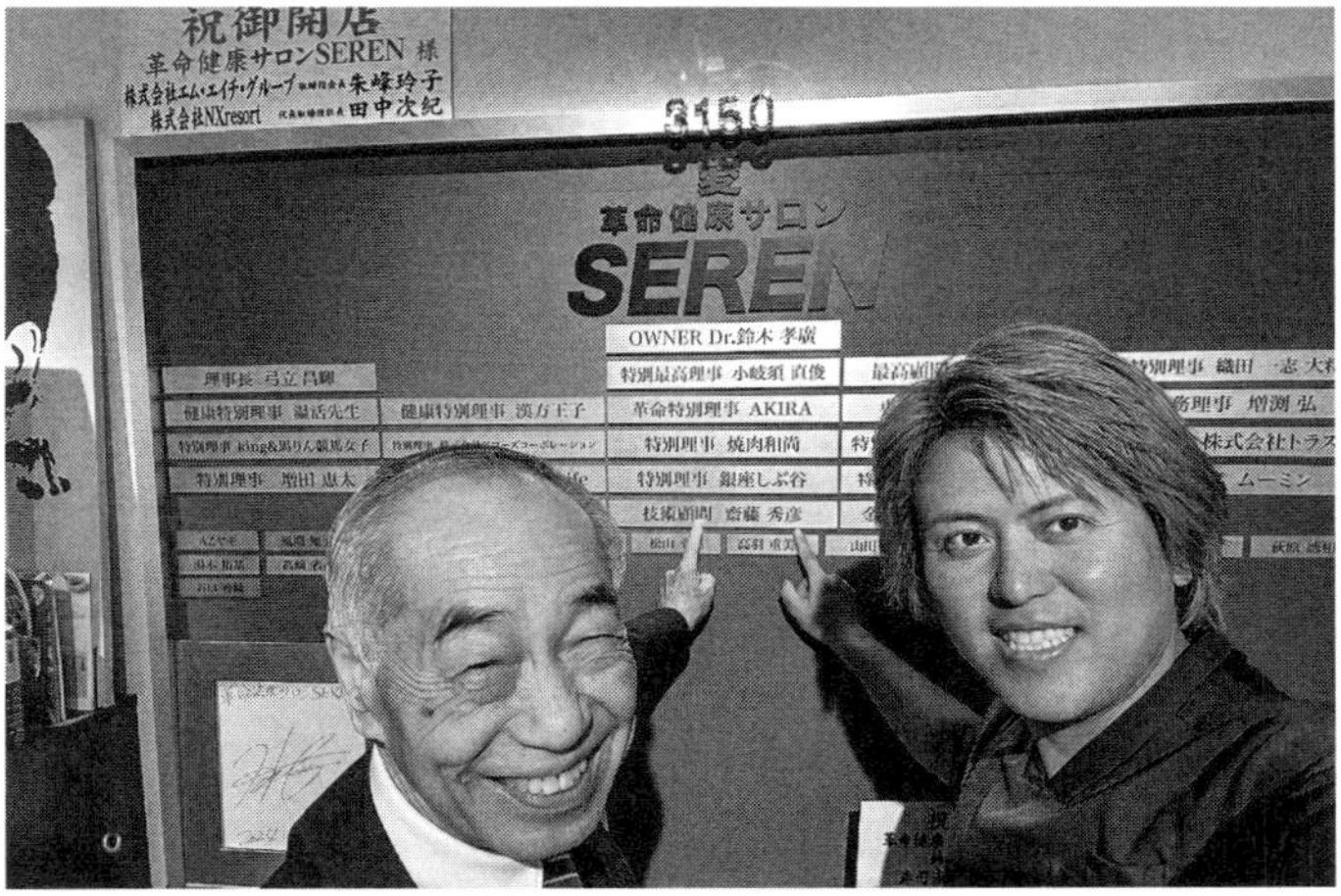

『革命健康サロンSEREN』の技術顧問を務める齋藤秀彦先生と。

もないタイプの人間ですのでよくわかります。

そんな私が、ちょっとしたケガや傷を負うたびにエナジーシールを貼り、事あるごとに身をもってその効果を体感してきました。だからこそ、もっとたくさんの人に体験していただきたいと思うのです。

ちなみに、私と付き合いの長い友人などには、整体と同時に量子メニューやエナジーシールを体験してもらうことが多いのですが、施術の日にたまたまケガをしていたり、どこかにぶつけてアザができていたりするときがあります。すると、あっという間に治って、そこから「量子の力ってすごいよね」と信じてもらうというパターンも最近は増えています。

当サロンの会員の多くは既存の会員様からの紹介なのですが、このようにして**会員によるリアルな体験からクチコミが広がり、さらに新しい紹介につながっていく**というサイクルが見事に生まれています。

ヘッドホンをかけているだけで診断・治療が可能

当サロンは完全会員制で営業していることもあり、**初めて来店される前にはラインやメッセンジャーなどの連絡アプリを使って症状などのカウンセリングを行います。その際、症状に合わせたメニューや料金体系を説明し、納得していただいた上で施術当日を迎える**という流れになります。

今はとりたてて痛い箇所もないし、困っていることや悩んでいることもないという方には、ロシアの科学者が宇宙飛行士のために開発したニュースキャンという機器を使う「全身スキャン健康診断治療」をおすすめしています。これはロシア製の宇宙船にも採用され、その効果が実証されています。

ニュースキャンは、それぞれの体の部位に特定の周波数を有する電磁放射（低周波音）を当てることで共鳴共振を誘導し、現在の周波数の状態を測定します。すでにお話しした通り、人間の器官や組織には固有の周波数がありますから、その差異を測るというわけです。

しかも、ただ測定するだけではなく、組織や器官の乱れを調整、治療することもできてしまいます。たとえば、花粉症の改善、代謝アップ、ホルモンバランス・神経調整、全身の疲れの解消、染色体・DNAクリーニングなど、幅広い悩みに対してアプローチをかけることができます。

ここまでの話を聞いて、大がかりな準備が必要だったり、施術にはかなりの時間が必要だったりするのではないかとお考えになるかもしれませんが、じつはニュースキャンの被施術者はヘッドホンをかけているだけです。時間も約1時間ですから、非常にお手軽と言えるでしょう。

当サロンでは、この全身スキャンの結果を踏まえて、整体治療が必要なのか、あるいは量子メニューが必要なのかを判断して、ご提案させていただいています。

一人でも多くの方に健康を手にしてほしい

私は15歳の頃からガンを治せる治療家を目指すようになりました。きっかけは父方の祖父をガンで亡くしたことによるショックが大きかったからです。人が苦しみながら死ぬ。私はただ見ているしかなかった。それが本当に悔しかった。そんな経験から、健康寿命の大切さを実感するようになりました。

その頃のことを少しお話しすると、うちの家系は代々、四国でいちばん大きな土木建設業の会社を経営していたのですが、あるときにお家騒動というか、父の弟夫婦に会社を乗っ取られてしまったんです。父は会社の専務を務めるかたわら、地方議会の議員にも選出されていたという、いわゆる典型的な地方の名士だったのですが、祖父が亡くなったことを機に会社を乗っ取られ、母と離婚し、その後はまるで坂を転げ落ちるような人生を歩むことになりました。

鈴木 孝廣 院長
革命健康サロンSEREN
（東京都渋谷区）

私は母に引き取られ、高知から母の実家に近い茨城へ引っ越したのですが、母の弟二人、私の叔父さんに当たる方が整体で有名な先生だったため、しょっちゅう施術を受けていました。私は生まれてからずっとアレルギーで苦しんでいて、アトピーにも悩まされ続けていたのですが、何度か叔父の施術を受けると、驚くことにあれだけ苦しんでいたアトピーが治ってしまったんです。体の歪みを治して動きが良くなれば、体は正常に働くことを、このときに初めて知りました。

それからはもう「整体ってすごい！」となり、長期休暇のたびに叔父さんに教えてもらっていました。

その後、野球留学で入学した高校では、寮生活を送りながら先輩や仲間にマッサージや整体を施していたのですが、これがすこぶる評判が良く、いつの間にかチーム全員の体をケアするようになりました。骨格の歪みを矯正することで、たとえばピッチャーでいうとストレートの球速が平均で時速5キロメートルは軽く違ってきます。見た目からして圧倒的な説得力があったので、チームメイトからは引く手あまたの状態でした。ちなみに、当時のチームメイトには、プロ野球のドラフトで指名された選手が何人もいました。そのレベルの強豪校で、私は整体の腕を振るっていたことになります。

そして高校卒業後、専門学校に通って正式に柔道整復師の資格を取得した、というのがざっくりとした私の経歴です。


ひるがえって、現在の話に戻しましょう。

このようにして私自身は15歳から整体をやっていますが、お金がたくさん欲しいからこのサロンを開業したというわけではありません。**体の痛みに苦しんでいたり、悩んでいたりするみなさんのために自分の時間を使いたい、という思いのほうがはるかに強い**からです。

料金体系については、基本的にこれまで私が営んできた店舗とほとんど同じ金額で設定していますが、量子メニューについては、その効果をよく知る方にとっては「そんなに安くていいの?」と心配されてしまうほどです。

それでも、本当に人の役に立つことをしたい。そして、良いものはたくさんの人に広めたい。そんなところが、整体師としての私自身の幹の部分になっています。

鈴木 孝廣 院長
革命健康サロンSEREN
（東京都渋谷区）

今後も需要がある限り、たとえばパルス磁気電気技術の応用により体内の循環・代謝を促進する「テラヘルツメーター」など、**まさに日進月歩で進化を続けている最先端の医療技術をどんどん取り入れながら、一人でも多くの方々に健康な体を取り戻していただく、**そんなサロンを目指したいと思っています。

革命
健康サロン
SEREN
（東京都渋谷区）

確かな手技による整体をはじめ最先端技術の量子メニューは文字通り体に「革命」を起こす！

最もベーシックな整体メニューでさえ驚愕の効果が体感できる。そして最大の特徴とも言える量子カプセルや量子スペースシャトルを筆頭に、何から何まで驚きの技術を体験できるのが『革命健康サロンSEREN』の魅力だ。まるで最先端技術の見本市のようで、テーマパークのような楽しさが、ここにはある。

完全会員制というスタイルを採用しているのは、「まずは身近な人たちを、そしてそこから紹介という形で知り合いの知り合い、そのまた知り合いと、つながりのある人たちに健康な体を手に入れてほしい」という鈴木院長の想いが原点にあるそうだ。

効果に疑いを持つ人にこそ、ぜひ体験してほしい。どんな優れたキャッチコピーも、その圧倒的な体感の前には霞んでしまう。そんな「論より証拠」を体現するサロンだ。

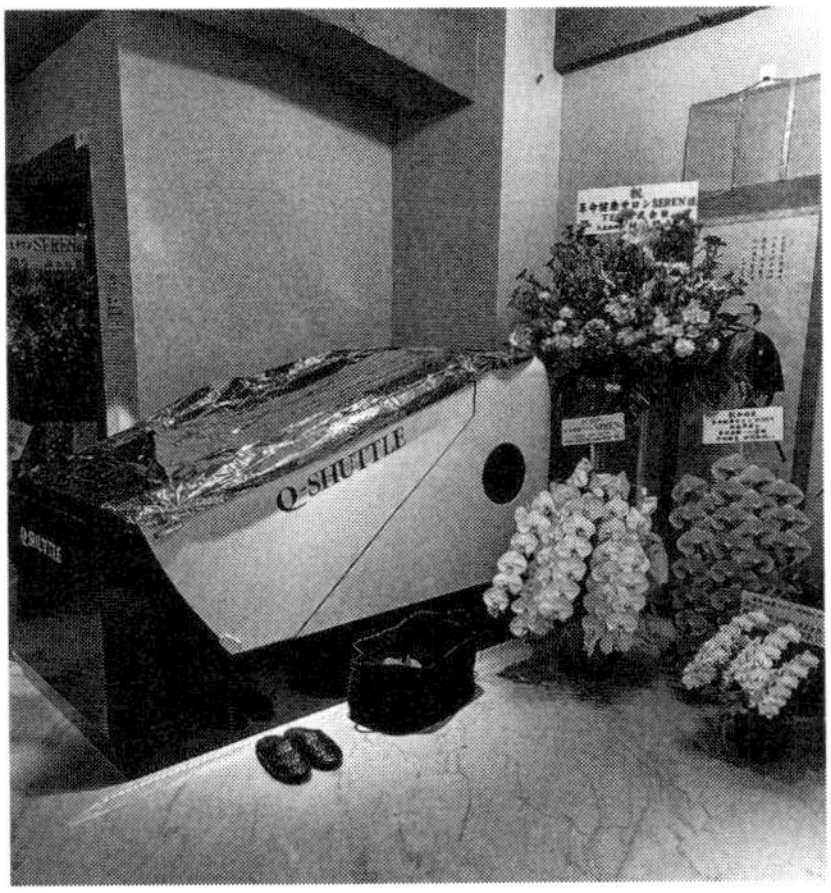

量子ヒーリングメニューばかりに目が向きがちだが、確かな技術に裏づけられた整体メニューもまさに革命と呼べるほどの体感が得られる。

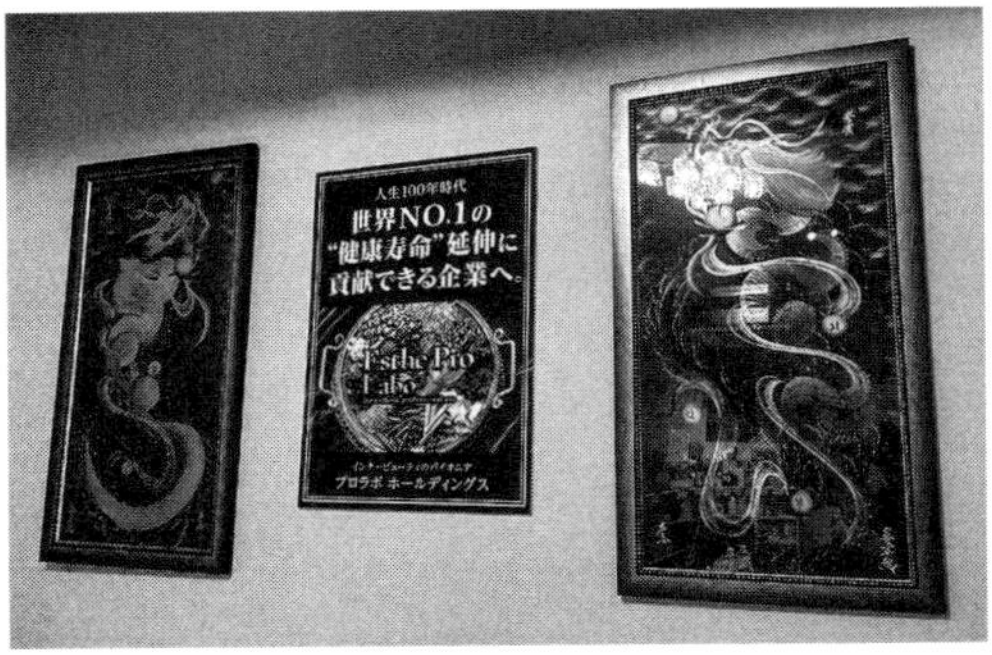

Information

革命健康サロンSEREN

〒150-0001　東京都渋谷区神宮前4丁目(番地以降は予約時に開示)

営業時間
平日・土・日・祝／9:00〜20:00
(要予約)
営業時間外／20:00〜24:00
(料金50%増し・要予約)
※完全会員制

電　話 03-4400-4939
H　P
https://lit.link/Kakumeikenkousalon
Access 東京メトロ明治神宮前駅からすぐ

「プレミアム治療院」
全6店舗 DATAリスト

首の治療院もあい

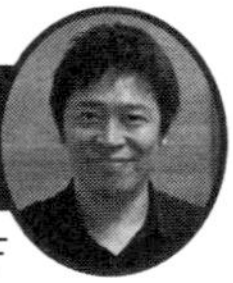

〒184-0002　東京都小金井市梶野町5-5-1 Dフラワー1F

営業時間
月・火・木・金／
10:00〜12:00 14:00〜19:00
水曜／18:30〜21:00
土曜／10:00〜12:00 14:00〜17:00
休業日／日曜・祝日

電　話 042-384-6384
H　P https://naoru-moai.jp
Access JR中央線東小金井駅北口から徒歩1分

整体院 望夢〜のぞむ〜

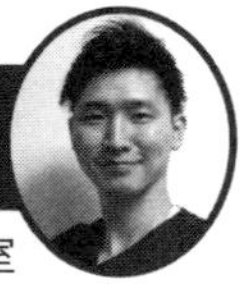

〒579-8048 大阪府東大阪市旭町2-5 エスティ・ビル旭町507号室

営業時間
平日／9:00〜22:00
土日祝／9:00〜22:00
休業日／不定休
※完全予約制

電　話 070-1805-4828
H　P https://seitai-nozomu.com
Access 近鉄奈良線「瓢箪山駅」北側出口を出て徒歩6分

幸福堂わく整骨院

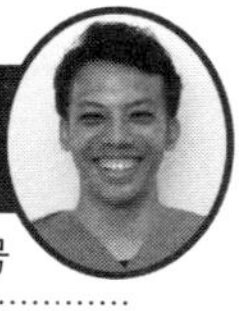

〒963-8025　福島県郡山市桑野1丁目5-16 深谷ビルA棟101号

営業時間
平日／9:00〜19:00
土／9:00〜13:00
休業日／日曜・祝日

電　話 024-926-0877
H　P https://koriyama-seikotsuin.com
Access JR郡山駅より福島交通バス「郡山市役所」停留所から徒歩5分

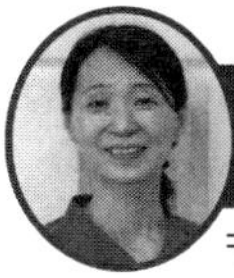

ハッピー・治療室

〒910-0018　福井県福井市田原1-2-18

営業時間
月・木・土／9:00～12:00・
14:00～18:30
火・金／9:00～12:00・
14:00～19:30
日祝／8:00～12:00　休業日／水

電　話 0776-28-3299
H　P https://happychiryo.jp
Access JR福井駅から車で約5分

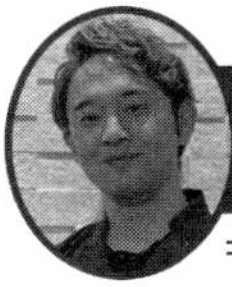

美容整体サロンLaksmi（ラクシュミー）／ひだまり鍼灸接骨院

〒391-0011　長野県茅野市玉川1676-2

営業時間
月～金／9:00～20:00
（19時最終受付）
土日祝／9:00～16:00
（15時最終受付）
※日曜・祝日は不定休

電　話 0266-84-0784／080-5193-3588
H　P https://gems-makers.com/
Access JR茅野駅から車で12分／
中央自動車道諏訪ICから車で20分

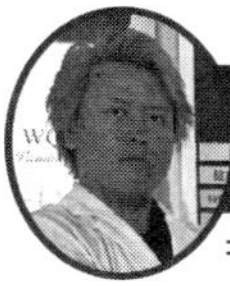

革命健康サロンSEREN

〒150-0001　東京都渋谷区神宮前4丁目（番地以降は予約時に開示）

営業時間
平日・土・日・祝／9:00～20:00
（要予約）
営業時間外／20:00～24:00
（料金50％増し・要予約）
※完全会員制

電　話 03-4400-4939
H　P
https://lit.link/Kakumeikenkousalon
Access 東京メトロ明治神宮前駅
からすぐ

【プロデュース】
水野俊哉

【装丁・ブックデザイン】
斉藤よしのぶ

【本文デザイン・DTP】
株式会社シーエーシー

【イラスト・図版制作】
森マサコ

『厳選！ プレミアム治療院ガイド』出版記念

購入者キャンペーン開催中！

期間中にAmazonなどのインターネット書店や書店店頭で
『厳選！ プレミアム治療院ガイド』をご購入いただいた方に、
貴重なプレゼントを差し上げます！

以下のQRコードから特設ページにお入りください。

https://pubca.net/cam/healingclinics-guide/

SUN
RISE

あなたの
想いと言葉を
”本“にする
会社です。

サンライズ
パブリッシング

http://www.sunrise-publishing.com/

厳選！ プレミアム治療院ガイド
どこへ行っても治らなかったあなたへ

2024年12月23日　初版第１刷発行

著　者　古山亨／岡野夏樹／和久貴幸／佐竹琴音／山室嵩眞／鈴木孝廣

発行者　大久保尚希

発　行　サンライズパブリッシング株式会社
〒150-0043
東京都渋谷区道玄坂１-12-１　渋谷マークシティW22
TEL 03-5843-4341

発売元　株式会社飯塚書店
〒112-0002
東京都文京区小石川5丁目16-４

印刷・製本　モリモト印刷株式会社

©Toru Furuyama, Natsuki Okano, Takayuki Waku, Kotone Satake, Shuma Yamamuro, Takahiro Suzuki 2024 Printed in Japan
ISBN 978-4-7522-9040-7　C0047

本書の内容の一部、または全部を無断で複製複写（コピー）することは著作権法上の例外を除き禁じられています。

乱丁・落丁本は小社までお送りください。小社送料負担でお取り替えいたします。

定価はカバーに記載してあります。